Sentieri

Beatrice Mautino

È NATURALE BELLEZZA

Luci e ombre dei cosmetici bio

MONDADORI

librimondadori.it

È naturale bellezza
di Beatrice Mautino
Collezione Sentieri

ISBN 978-88-04-74432-0

I edizione novembre 2021

Indice

È naturale bellezza

Allora...

I

Clean beauty: oltre il marketing c'è di più?

Un'idea milionaria

«Sai che cosa spaccherebbe nella tua mostra?»

A parlare era una delle mie colleghe, una di quelle brave, che aveva bazzicato a lungo nel settore pubblicitario e se ne intendeva di marketing. Era l'estate del 2014, stavo lavorando a una mostra scientifica sul cibo che avrebbe inaugurato pochi mesi dopo al Museo di storia naturale di Milano, faceva molto caldo e stavamo bevendo una bibita ghiacciata nella sala da pranzo dell'ufficio.

La collega afferra la lattina, inforca gli occhiali e mi mostra gli ingredienti. «Prendi questo, l'acido ortofosf... quella roba lì. Ecco, cos'è? Farà male?»

Le rispondo che dipende. Non mi ci farei il bagno, ma nella bibita male non fa.

«Ecco! Intendevo proprio questo. Per la mostra dovremmo inventarci una app che legge il codice a barre dei prodotti e ti tira fuori una valutazione scientifica degli ingredienti. Magari potrebbe dare anche un punteggio. Una cosa basata sulla scienza... che ne dici? Sarebbe come andare in giro con una Mautino nel taschino pronta a dirti quello che va bene e quello che no.»

Eh, che dico... dico che è una pessima idea. Sul piano scientifico non avrebbe molto senso e poi ci sono già gli enti regolatori, c'è chi valuta il rischio degli alimenti, mica possiamo sostituirci a loro! Dai, su. Ma poi... chi vuoi che se la scarichi una app così?

E invece... una app così è stata inventata un paio di anni dopo, è stata scaricata da più di venti milioni di persone e i suoi ideatori ci hanno costruito sopra un impero. A dimostrazione del fatto che la mia collega era davvero brava col marketing e che io invece non diventerò mai ricca.

«Tutto è iniziato durante un hackathon alimentare nel febbraio del 2016» ha dichiarato Julie Chapon alla rivista «Forbes». «Il mio amico Benoît [Martin] voleva nutrire al meglio i suoi tre bambini e non riusciva a orientarsi fra le centinaia di etichette al supermercato. Quindi ci siamo registrati a un hackathon con suo fratello [François] con l'idea di sviluppare uno strumento che permettesse alle persone di analizzare in maniera semplice e veloce le informazioni sulle etichette degli alimenti.»[1]

L'hackathon è una «maratona per hacker», un evento nel quale gruppi di informatici, progettisti e creativi lavorano intensamente per tirar fuori un'idea e svilupparla. Julie Chapon e i fratelli Martin evidentemente non avevano una collega divulgatrice scientifica esperta in distruzione di grandi idee, ma non erano neanche tre persone qualunque. Ingegnere e manager i due fratelli Martin, esperta di marketing la Chapon con esperienze in Nestlé, Kraft e in una società francese, la Wavestone, specializzata nella trasformazione di imprese. I tre hanno partecipato all'hackathon con l'idea di costruire un lettore di codici a barre a forma di carota da tenere attaccato al frigorifero, come si fa con le calamite, ma hanno velocemente virato verso l'applicazione per cellulare, mantenendo però l'icona a forma di carota che la caratterizza ancora oggi. Hanno vinto la competizione e pochi mesi dopo, a inizio 2017, hanno lanciato Yuka sul mercato francese.

Intendiamoci, di sistemi simili ne esistevano già. Magari non funzionavano con la scansione del codice a barre e prevedevano che si andasse a cercare i singoli ingredienti in un database online o in una specie di dizionario cartaceo, ma qualcosa c'era e andava pure di moda, soprattutto nel mondo degli acquirenti di prodotti naturali o ecologici e nei forum di quello che nell'ambiente viene chiamato «spignatto», cioè l'autoproduzione di cosmetici. Parliamo del Biodizionario.it qua in Italia e di mille altri sistemi simili negli altri Paesi. Negli Stati Uniti il più famoso è lo Skin Deep Database® di Ewg, l'Environmental Working Group, un'associazione non governativa ambientalista.

Rispetto a questi sistemi Yuka ha il vantaggio di essere immediata, non richiede a chi ne fa uso di andare a cercarsi gli ingredienti a uno a uno, ma se li cerca da sola in un database che cresce con il tempo grazie anche alle segnalazioni degli utenti. Inoltre, la si può usare sia per gli alimenti sia per i cosmetici e ha una «faccia» scientifica, proprio come la Mautino da taschino che voleva creare la mia collega.

Il mercato francese, da sempre molto attento alle questioni relative alla sicurezza di alimenti e cosmetici, ha accolto la app con entusiasmo. Nel marzo 2018, a un anno dal lancio, è fra le venti app più scaricate e raggiunge i due milioni di utenti che diventano cinque ad agosto, nove a marzo 2019 e così via fino a essere esportata in mezzo mondo e ad arrivare nel 2021 a ventuno milioni di utenti, me compresa.

Come funziona Yuka

Ebbene sì, sono una di loro. L'ho scaricata pochi giorni dopo il suo arrivo sulle piattaforme italiane, in seguito al bombardamento di domande sul suo funzionamento che ricevevo sui miei social. Mi era già capitato di parlare di queste app, mettendole tutte nello stesso calderone e spiegandone i limiti, ma mi sono resa conto in fretta che Yuka cambiava totalmente le carte in tavola. Come spesso accade con i fenomeni di successo c'è un prima – il periodo a.Y., avanti Yuka – e c'è un dopo – il periodo d.Y., dopo Yuka –, nel quale tutto ciò che esiste e che esisteva anche in precedenza deve in qualche modo essere messo in relazione con il nuovo fenomeno.

Da noi è arrivata con la potenza di un carro armato, con una campagna di marketing che ha coinvolto influencer e che ha spinto molto sul passaparola. Per settimane sui social hanno dominato dichiarazioni di persone che affermavano di aver ribaltato da cima a fondo la propria dispensa, di aver rivisto totalmente i propri acquisti, e pian piano le aziende hanno dovuto adeguarsi.

Quindi ho cliccato sull'icona della carota, ho ceduto i miei dati all'azienda dei tre geniali ideatori e sono partita a controllare i prodotti che avevo in casa.

La app ha un funzionamento molto semplice, è sufficiente un tocco sulla carota e immediatamente la fotocamera si apre e riconosce il prodotto senza la necessità di toccare altri tasti. La valutazione è istantanea e intuitiva su una scala che va da 0/scarso a 100/eccellente. Provo subito con una crema idratante per il corpo, un prodotto che ho sempre reputato buono, profumo gradevole, piacevole al tatto… niente: «0/100, scarso». Mi va un po' meglio con il sapone per le mani valutato come «39/100, mediocre». È mediocre anche il deodorante che uso abitualmente, mentre sono scarse tutte le tinte che ho. L'unico prodotto nel mio bagno a prendersi un «buono» con un punteggio di 50/100 è quello che non uso: il dopobarba. Beffardo destino per una che scrive di scienza dei cosmetici.

La valutazione si basa su una classificazione a bollini, verde, giallo, arancione e rosso, che vengono assegnati a ogni ingrediente. Una preponderanza di bollini rossi darà un risultato finale scarso, come nel caso della mia crema idratante, mentre se a prevalere sono i verdi si andrà verso valutazioni complessive migliori. Per i prodotti scarsi, la app propone anche delle alternative.

Nel caso dei prodotti alimentari la qualità nutrizionale contribuisce per il 60% al giudizio finale e comprende le calorie, la quantità di grassi saturi, zuccheri, sale, fonti di frutta e verdura, fibre e proteine secondo le indicazioni del Nutri-Score – un sistema di etichettatura dei prodotti alimentari a cinque livelli proposto su scala europea. La presenza di additivi considerati «a rischio» da Yuka pesa per un altro 30%, raccogliendo i dati da fonti ufficiali, come l'Autorità europea per la sicurezza alimentare (Efsa), ma anche da associazioni di consumatori o da libri e articoli.

L'ultimo 10% è rappresentato dalla certificazione biologica che, se c'è, è considerata un valore aggiunto e permette di raggiungere punteggi migliori.

Nel caso dei cosmetici, il sistema di valutazione è differente, con proporzioni meno chiare dovute anche al contesto. Se in campo alimentare la certificazione biologica è normata a livello europeo e internazionale, in campo cosmetico manca un'uniformità e mancano anche le leggi. Tutto è in mano a enti certificatori privati, quindi sceglierne uno significherebbe penalizzare gli altri. In maniera analoga, se per gli alimenti abbiamo sempre una tabella nutrizionale che indica la composizione del prodotto sulla quale si basa il Nutri-Score per dare i suoi giudizi, in campo cosmetico non c'è nulla di simile. Non è possibile valutare la «qualità cosmetica» di un prodotto sulla base delle proporzioni dei suoi ingredienti. Quindi Yuka si limita a dare un punteggio ai singoli ingredienti e li somma per arrivare alla valutazione finale.

L'attribuzione del bollino verde, giallo, arancione o rosso viene data dal team di Yuka imitando le valutazioni fatte da tutte le app o sistemi simili, con una presentazione in apparenza molto scientifica.

Ogni ingrediente è accompagnato da un testo che ne descrive le criticità e da bollini che garantiscono il colpo d'occhio. Abbiamo gli interferenti endocrini che «bloccano, imitano o modificano l'azione di un ormone», gli allergeni che «favoriscono o innescano lo sviluppo di allergie», gli irritanti che «attaccano la pelle, le mucose o alcuni organi e li indeboliscono» e i cancerogeni che «contribuiscono allo sviluppo di cellule tumorali», secondo le definizioni presenti sulla app.

In coda ci sono le fonti scientifiche con i riferimenti per risalire agli studi o ai pareri degli organi di controllo.

Carote e «cherry-picking»

A ben guardare, anzi, a guardare con una lente di ingrandimento, si scoprono cose interessanti. Nella pagina in cui si descrive il metodo di valutazione troviamo, infatti, un disclaimer scritto in piccolo e con un tono di grigio che lo rende abbastanza impercettibile – come i rimandi degli asterischi che devono ridimensionare un'affermazione su un cosmetico un po' troppo «sparata». Avete presente quando una crema vi promette di piallarvi la cellulite, ma poi l'asterisco vi rimette a posto dicendovi che si parla di «inestetismi della cellulite» e che comunque si tratta di un effetto temporaneo? Ecco, qualcosa del genere.

La scritta piccola in grigino recita: «Gli aggettivi "eccellente", "buono", "mediocre" e "scarso" costituiscono un'opinione». Sì, avete letto bene. I tre ideatori di Yuka ci stanno dicendo che la valutazione, nonostante sia piena zeppa di fonti scientifiche, in realtà è una loro opinione. «Qualificano solo la valutazione del prodotto secondo il metodo di valutazione di Yuka. In nessun caso questi aggettivi si riferiscono direttamente al prodotto.» Insomma, se pensate che un prodotto definito «scarso», come la mia crema, sia effettivamente scarso, be', state deducendo qualcosa che Yuka non si permetterebbe mai di insinuare. Chiaro, no?

Questa precisazione, come potete immaginare, serve a ripararsi da possibili denunce. In pratica Yuka si riserva di dare giudizi sui prodotti, ma dichiara di non farlo. Un po' contorto, mi rendo conto, ma all'azienda francese è già capitato di essere denunciata per diffamazione.[2]

Per un articolo, dal titolo *Stop agli imballaggi tossici*, pubblicato nell'ottobre 2019, Yuka ha dovuto pagare una multa di tremila euro alla Federazione francese delle industrie delle conserve alimentari (Fiac), con l'obbligo di eliminare il post, pena una ulteriore multa di cinquecento euro al giorno. La colpa di Yuka era stata quella di sconsigliare il consumo di alimenti «che sono stati a contatto con l'alluminio (bibite in lattina, verdure in scatola eccetera)», citando come fonte l'Agenzia nazionale per la sicurezza alimentare, ambientale e del lavoro (Anses), che ha emesso un parere sugli effetti tossici dell'alluminio sul sistema nervoso centrale.

Nella pronuncia cautelare d'urgenza leggiamo che il post pubblicato da Yuka non solo non è misurato nei toni, ma generalizza ed estende il giudizio a tutti i prodotti senza tenere conto delle differenze nella composizione delle latte, nella presenza di una pellicola protettiva o nella stagnatura. Inoltre, le informazioni trasmesse «mancano di un sufficiente fondamento fattuale, si basano su un'unica fonte, erroneamente citata e ampiamente interpretata».

Questo testo esemplifica bene il senso di tutte le critiche che si possono fare a questa (e alle altre) app: non è scorretto dire che l'alluminio ha effetti tossici sul sistema nervoso centrale. Quello che è scorretto è dedurre che una latta in alluminio, con un rivestimento interno protettivo, possa fornire quantità di alluminio tali da rendere la conserva tossica.

Insomma, quello che cercavo di spiegare alla mia collega scoraggiandola dall'inventare la app che ci avrebbe fatto diventare ricche: l'alluminio è un elemento pericoloso, ma per capire se possiamo mangiare dei fagioli conservati in una latta di alluminio dobbiamo fare una valutazione di rischio, cioè dobbiamo calare il pericolo, che è assoluto, nella realtà, che è fatta di dosi, frequenze ed esposizioni. In più, bene citare le fonti, ma bisogna farlo correttamente, senza travisarle e senza fare quello che viene chiamato *cherry-picking*, cioè la «scelta delle ciliegie».

Aspetta, che cosa c'entrano le ciliegie, non erano carote? Avete ragione, ho messo sul piatto troppi vegetali, ma posso spiegare – come dicono sempre nei film quando vengono beccati con le mani nella marmellata. Fate conto di avere un cesto contenente ciliegie di ogni tipo, da quelle rosse, sode e perfette, a quelle completamente marce. Se vi chiedessi di descrivere il contenuto del cesto potreste contare tutte le ciliegie suddividendole in due gruppi: quelle rosse e succose nel gruppo A e quelle marce nel gruppo B. In questo modo avreste un quadro molto accurato della situazione. Se il cesto è grande, però, rischiate di metterci troppo tempo, quindi quello che potete fare per velocizzare è campionare le ciliegie, cioè dare una mescolata, prenderne qualche manciata, contare solo quelle e dare per buoni, per approssimazione, i risultati ottenuti. Non sarà precisa come la prima misura, ma per avere un'idea della serietà del fruttivendolo che ve le ha vendute può andar bene. Quello che non potete fare, se ci tenete ad avere un risultato rappresentativo della realtà, è mettervi a scegliere (*picking*) le ciliegie. Se vi piace il fruttivendolo e volete fargli fare bella figura, potete decidere di contare solo quelle più belle. Magari rimediate anche un appuntamento, ma non avrete descritto la realtà. Idem se il fruttivendolo è il vostro ex e volete fargli uno sgarbo contando soltanto quelle marce. Nella ricerca scientifica il trucco di scegliere tra i dati o tra gli studi esclusivamente quelli che ci piacciono per sostenere ad arte una teoria viene chiamato proprio *cherry-picking* ed è considerato un autentico errore.

Facciamo un esempio pratico prendendo proprio la mia crema, quella che Yuka ha valutato come scarsa dandole zero punti. Nella schermata il primo ingrediente che viene fuori in alto nella lista con tutti i bollini è un conservante da bollino rosso, il propilparabene. I conservanti sono utilizzati per garantire la sicurezza dei prodotti, evitano che i nostri cosmetici si riempiano di muffa e, di conseguenza, ci proteggono. Sono sostanze molto efficaci, per cui sono sufficienti quantità minime per ottenere il risultato atteso, tant'è che in etichetta, dove gli ingredienti sono organizzati in ordine decrescente dal più presente a quello meno presente, li dovete sempre andare a cercare in fondo alla lista. Yuka, invece, mette il propilparabene in prima posizione perché l'ordine scelto dalla app non è quello della quantità, ma quello del colore: prima tutti i rossi, poi tutti gli arancioni, poi i gialli e in ultimo i verdi, raggruppati. La scelta di distribuirli così dà molta importanza alla presunta pericolosità dell'ingrediente e genera una certa ansia. Ricevo spesso messaggi di persone che mi dicono di essersi rese conto grazie a Yuka che avevano la dispensa e l'armadietto del bagno pieni di «schifezze». Ma vorrei provare a proporvi un ragionamento, tenendo per buono lo schemino dei colori proposto dalla app. Provate a immaginare di avere di fronte a voi due prodotti che hanno gli stessi ingredienti ma in proporzioni diverse. In uno dei due vedete che le sostanze pericolose sono in fondo all'etichetta, quindi ce ne sono molto poche, nell'altro sono in cima, quindi ce ne sono in gran quantità. Quale dei due scegliete? Sono sicura che tutti preferireste il primo, perché, banalmente, di sostanze pericolose ne ha meno.

Se però decideste di usare Yuka per aiutarvi a scegliere, allora vi trovereste di fronte a due valutazioni identiche, con gli ingredienti da bollino rosso in cima e tutti gli altri a seguire.

Questo succede perché Yuka, così come tutte le app e i sistemi simili, non valuta il rischio a cui siamo esposti, ma assegna i bollini colorati in base alla propria valutazione del pericolo che, come dicevamo sopra nel caso delle latte di alluminio, non tiene conto delle dosi e dell'esposizione.

Giunti a questo punto potreste obiettare che va bene capire il rischio a cui siamo esposti, ma perché rischiare, anche poco, con un ingrediente da bollino rosso quando potete avere un prodotto con tutti i bollini verdi? È una buona osservazione, in effetti, e ci permette di arrivare finalmente alla questione del *cherry-picking*. Il bollino rosso è stato assegnato dalla redazione di Yuka, un gruppo di persone assunte dall'azienda, delle quali non conosciamo le competenze che, come voleva fare la mia collega, si mettono lì e decidono che cosa va bene e che cosa no. Come lo fanno? Non lo sappiamo. Non esistono linee guida, non ci sono procedure condivise, ma in fondo alla scheda di ogni ingrediente vengono elencate le fonti di riferimento per la formulazione del parere. Nel caso del propilparabene, la prima è una valutazione del Comitato scientifico per la sicurezza dei consumatori (Cssc), che si occupa di fare, *lui* sì, la valutazione del rischio degli ingredienti cosmetici su richiesta della Commissione europea. Il Comitato è composto da scienziati afferenti a università e centri di ricerca di tutta Europa, considerati massimi esperti nelle materie in questione, che lavorano per dare strumenti scientifici alla Commissione, che dovrà decidere se autorizzare, limitare o vietare un determinato ingrediente. Sicuramente una fonte autorevole, anzi, se si parla di ingredienti cosmetici è la fonte di riferimento alla quale tutti si rivolgono.

Quindi, se vediamo il link alla valutazione del Cssc in

fondo alla scheda del propilparabene siamo portati a pensare che quel bollino rosso rispecchi quanto contenuto nel documento del Comitato, no? È qui che arriva il *cherry-picking*. Perché Yuka ha scelto di linkare una vecchia valutazione, risalente a più di dieci anni fa, nella quale il Cssc dichiarava di non avere elementi a sufficienza per valutare la sicurezza di questo ingrediente e suggeriva di aspettare che i dati arrivassero prima di esprimere un parere, ma non ha linkato l'ultima valutazione nella quale si legge che «il Cssc ha concluso che il propilparabene è sicuro se usato come conservante nei prodotti cosmetici fino a una concentrazione massima dello 0,14%».[3]

I membri della redazione di Yuka hanno scelto le ciliegie che supportavano la loro personale valutazione e hanno omesso quelle che la confutavano. Vi sembra corretto?

Certo, i link sono lì e tutti possono andare a controllare, ma quanti lo fanno? Quanti di quelli che fanno la scansione del codice a barre vanno oltre la valutazione globale? Quanti cliccano sul singolo ingrediente per andare a leggerne la descrizione? Quanti arrivano fino in fondo alla pagina? Quanti cliccano sui link presenti in fondo? E quanti fra questi sono in grado di leggere documenti di decine di pagine scritte in un inglese tecnico per addetti ai lavori e piene di grafici?

Il punto vero è che la scatola della app è confezionata per fare esattamente quello che la mia collega esperta di marketing diceva che avrebbe spaccato nella mia mostra: avere qualcuno nel taschino che parla una lingua che ti sembra scientifica e che ti dice che cosa fare. Questo sì e quello no, e per quello ti offro un'alternativa. Guarda che bei verdi che ci sono qua.

Una potenza di fuoco

Yuka dichiara di essere indipendente. Non accetta sponsorizzazioni da aziende e non trasmette pubblicità nella app. I prodotti alternativi sono scelti dalla redazione senza vincoli commerciali di sorta. Come si mantiene quindi?

Stando alle dichiarazioni dell'azienda, il 65% del fatturato arriva dall'acquisto della versione a pagamento, che costa quindici euro e permette di utilizzare la app anche quando non si è collegati a internet e dà accesso completo al database. Il 20% è rappresentato dagli introiti del libro *Le guide de l'alimentation saine* («La guida dell'alimentazione sana») uscito a ottobre 2020 in Francia, il 10% arriva dalla vendita del calendario di frutta e verdura di stagione, mentre il restante 5% dal Programma nutrizionale, un piano alimentare della durata di dieci settimane con ricette e consigli.

Quindi, nessuna azienda paga per finire tra le proposte alternative di Yuka, anche se sarebbe meglio dire che non paga direttamente la app, ma di soldi per piacere a Yuka ne vengono spesi eccome. È sempre più frequente, infatti, che tra le tante richieste che i grandi marchi fanno alle aziende terziste che producono i cosmetici per loro, ci sia anche quella di utilizzare ingredienti che ottengono un buon punteggio su queste applicazioni.

«Hai un lanciafiamme?» ha risposto sarcastica un'amica che lavora in una di queste aziende quando le ho chiesto che cosa pensasse di queste app. Le aziende terziste tengono su l'intero settore cosmetico e rappresentano in Italia un mercato molto importante. Parliamo di undici miliardi complessivi di fatturato e un peso, a livello internazionale, pari al 60% di tutto il make-up. Se vi capita di andare all'estero, magari negli Stati Uniti, provate a guardare la provenienza dei trucchi che trovate nelle grandi catene. Noterete che la maggioranza è Made in Italy, fatta principalmente in quel triangolo d'oro della cosmetica compreso tra Crema, Bergamo e Brescia, ed è probabile che la palette di ombretti che state per comprare nel negozio sulla Quinta Strada a New York l'abbia ideata e prodotta proprio l'azienda della mia amica.

Chi lavora in queste aziende deve avere a che fare ogni giorno con i clienti che chiedono colori e texture particolari e innovativi, e deve premurarsi di avere prodotti che possano essere venduti a mercati diversi, dall'Europa agli Stati Uniti, «ma da qualche tempo ci chiedono anche che vadano bene per Yuka» aggiunge la mia amica. E loro si trovano ad avere lunghe liste di ingredienti che non possono usare perché se li usassero abbasserebbero il punteggio finale del prodotto.

Un fenomeno così importante non può essere trascurato sia per le motivazioni che portano le persone a scaricare e usare la app sia per l'impatto che un sistema così diffuso può avere sul mercato e, in generale, sulla percezione che abbiamo dei prodotti che compriamo e dell'intero sistema produttivo e regolatorio.

Molte delle risposte per comprenderne la portata le troviamo in un documento pubblicato sul sito dell'azienda in cui si analizzano i risultati di un sondaggio condotto nel 2019 su duecentotrentamila utenti e dal quale emerge che la app è utilizzata principalmente da donne dai quarant'anni in su.[4] Tutte la usano per controllare gli alimenti e una buona metà anche per i cosmetici, mentre è bassissima la quota di chi la utilizza specificamente per creme e trucchi. Il 94% delle utenti dichiara di aver smesso di acquistare prodotti classificati come scarsi dalla app e l'83% afferma di acquistare «meno ma meglio», dove il *meglio* è definito dalla app stessa. Le dichiarazioni riportate come esempio nel documento danno l'idea delle motivazioni che hanno spinto a scaricare la app. Un'utente, Coralie, dice che non si rendeva conto «che tanti prodotti di uso quotidiano potessero contenere così tante sostanze pericolose», mentre Melou dichiara di aver «cambiato tutti i prodotti di bellezza» e Gima è contenta che i suoi bambini utilizzino la app da soli e abbiano imparato a «evitare i prodotti con additivi».

Le motivazioni di fondo che spingono una persona a installare e utilizzare una app come Yuka sono da ricercarsi nella paura che ciò che si mangia o ci si spalma addosso possa essere dannoso, nel bisogno di fare qualcosa, di controllare in prima persona e nella possibilità di scegliere. Con Yuka non siamo più spaesati di fronte allo scaffale del supermercato, non dobbiamo più chiedere in giro, cercare nei forum, sperare che ci vada bene. Ce lo dice *lei* se va bene. Noi compriamo e stiamo tranquilli.

Geniale, potente, ma anche preoccupante. Provate a pensarci. Quanti di quei venti milioni di utenti compreranno la mia crema valutata come «scarsa, 0/100»? E quanti, invece, sceglieranno l'alternativa proposta dalla app?

La potenza di fuoco di una app come Yuka è impressionante, come ha sperimentato in prima persona la mia amica che lavora nell'azienda terzista. Nel documento leggiamo che l'84% degli utenti ritiene che Yuka possa avere un impatto addirittura maggiore di quello delle istituzioni nel cambiare le cose e modificare la legislazione. Martine, per esempio, dichiara di sentirsi una «consum-attrice», cioè di avere un ruolo attivo nel processo di miglioramento dell'industria alimentare. E in effetti alcuni cambiamenti ci sono stati. Leggiamo che per ottenere punteggi migliori sulla app una marca francese di biscotti, la Gerblé, ha eliminato il difosfato di sodio, la Buitoni ha ridotto il contenuto di sale in un preparato per pizza, mentre L'Occitane ha eliminato fenossietanolo e silicone da una crema per il corpo e Caudalie il salicilato di benzile dagli spray per la protezione solare. Nel documento sono riportati solo ventisei esempi di prodotti modificati in seguito alla valutazione di Yuka, ma sappiamo che ce ne sono molti di più. La catena francese di supermercati Intermarché, per esempio, a settembre 2019 ha annunciato di aver modificato novecento prodotti a marca propria a cui Yuka attribuiva punteggi troppo bassi, e sul documento pubblicato sul sito dell'azienda troviamo dichiarazioni analoghe da parte di molti altri marchi. Sophie Jayet-Creusot, direttrice della comunicazione e delle relazioni esterne della multinazionale Unilever, dice che hanno «formulato nuovi prodotti per soddisfare i bisogni e le aspettative dei consumatori che sono molto allineati con i criteri di valutazione di Yuka»; la fondatrice di Caudalie Mathilde Thomas dichiara che il marchio è passato «dall'avere il 65% di bollini verdi all'80% in un anno. Il nostro obiettivo è di raggiungere il 100% entro il 2021»; mentre per Louise Danel, responsabile della qualità della catena Auchan, «Yuka ci permette di sviluppare le formule cosmetiche dei prodotti a marchio

Auchan in modo che siano composte dai migliori ingredienti possibili per i nostri consumatori».

«Il nostro obiettivo più grande» hanno dichiarato i proprietari di Yuka «è diventare inutili, perché significherebbe che le aziende hanno fatto il necessario per migliorare e proporci solo prodotti sani.»[5]

Il mio giudizio su Yuka? Tirando le somme: scarso. Troppi bollini rossi. Ma per riprendere una frase già letta: «Qualifica solo la valutazione del prodotto secondo il metodo di valutazione Mautino. In nessun caso questo aggettivo si riferisce direttamente al prodotto».

«Ripulirsi di verde»

Avete presente quelle cartoline che trovate nei bagni degli alberghi in cui vi spiegano come e dove posizionare gli asciugamani usati? In genere sono accompagnate da slogan motivazionali come «Aiutaci a risparmiare acqua» o «Grazie per il tuo contributo alla salvaguardia delle risorse vitali del pianeta», e da istruzioni dettagliate come «Appendilo se vuoi riutilizzarlo, altrimenti gettalo a terra». Gettare a terra un asciugamano bianco è un gesto forte e a qualcuno – io sono fra questi – può anche dar fastidio.

Così io in albergo finisco per usare sempre gli stessi asciugamani. È un tipo di comunicazione che fa leva sul senso di colpa atavico che molti di noi hanno e che dà l'illusione di poter fare qualcosa di utile, tutto sommato con poco sforzo.

Una di quelle cartoline, nel 1983, ha fatto accendere una lampadina nella testa dell'ambientalista statunitense Jay Westervelt che era in viaggio studio a Samoa e si era fermato per fare surf alle isole Fiji. Westervelt racconta che aveva trovato alloggio in una pensione economica e sporca e quindi si era intrufolato in un resort di lusso per rubare qualche asciugamano. È stato lì che ha incontrato la cartolina che invitava gli ospiti a preservare l'ecosistema delicato delle isole, ma lo faceva, come sottolinea Westervelt, da un resort che stava costruendo molti nuovi bungalow e che organizzava quotidianamente immersioni nella barriera corallina. Tre anni dopo, quell'episodio sarebbe diventato lo spunto per un saggio di critica a un fenomeno che il giovane ambientalista vedeva montare in maniera preoccupante: era il 1986 e nasceva il *greenwashing*.

In quegli stessi anni, l'azienda petrolifera Chevron lanciava una campagna dal titolo *People Do*, «Le persone fanno», nella quale venivano mostrate le azioni delle sue filiali per proteggere la natura. Immagini patinate di orsi, procioni e farfalle in pericolo, voce suadente che ne racconta le disgrazie, musica e immagini mescolate ad arte per arrivare al finale: se vogliono, le persone fanno. Quella campagna pubblicitaria ha avuto molto seguito, ha vinto premi prestigiosi e permesso all'azienda di guadagnarsi la fiducia di una bella fetta di pubblico, ma, come ha ricordato un articolo dell'epoca sul «Los Angeles Times», le azioni di Chevron spesso e volentieri cercavano di mettere una pezza a controversie legali.[6]

Per esempio, è vero che la filiale di San Francisco della Chevron aveva costruito un'area recintata per aiutare una particolare specie di farfalla blu in via di estinzione a prosperare e moltiplicarsi creando, di fatto, una riserva nei pressi di una sua raffineria, ma l'azione seguiva uno scontro durato un anno e mezzo tra l'azienda e l'Agenzia statunitense per la protezione dell'ambiente, conclusosi con una transazione di un milione e mezzo di dollari per la pulizia della baia di Santa Monica.

Inoltre, secondo quanto riportato da «The Guardian»,[7] la creazione e la gestione della riserva per farfalle sarebbe costata all'azienda circa cinquemila dollari all'anno, nulla in confronto ai milioni di dollari spesi per produrre e diffondere le pubblicità.

Campagne pubblicitarie simili esistevano da almeno vent'anni, cioè da quando aveva iniziato a diffondersi una sensibilità di tipo ambientalista, e prima della felice intuizione linguistica di Westervelt venivano definite «eco-pornografia».

La linguista Licia Corbolante, sul suo blog Terminologia etc., definisce il *greenwashing* come «il "lavaggio nel verde" operato da marchi commerciali che vogliono far passare per ecologici prodotti che magari non hanno le caratteristiche per essere definiti *green*». In particolare, aggiunge Corbolante, «l'espressione *green washing* è modellata su *white washing*. In inglese *whitewash* è una pittura murale bianca a base di calce, da cui deriva il verbo *whitewash*, imbiancare». Un'espressione che «descrive i tentativi di nascondere la verità su persone, organizzazioni o prodotti per proteggerne la reputazione o farli apparire migliori di quanto siano».[8]

Quindi, quando si parla di *greenwashing* ci si riferisce al tentativo di dare una patina di credibilità ambientale tramite operazioni che in realtà sono solo di facciata, «ripulirsi di verde».

I lati oscuri del «greenwashing»

Se questa è la definizione, capire quando si è di fronte a *greenwashing* non è così banale.

Si tratta di un fenomeno che si sviluppa su più livelli. Quello che ha riguardato gli spot della Chevron lo potremmo definire «aziendale» ed è associato alla diffusione di informazioni selezionate ad arte per mostrare solo gli aspetti positivi – la creazione di una riserva per le farfalle – nascondendo quelli negativi – la pulizia della baia di Santa Monica – con l'obiettivo di dare una buona impressione delle prestazioni ambientali della società. Questo atteggiamento, fateci caso, è tipico di quelle aziende che temono di perdere credibilità perché operano in settori critici sul piano dell'impatto ambientale come quello chimico, petrolifero o agricolo. La rincorsa per cercare di recuperare una legittimità produce una comunicazione che può sembrare un po' finta.

Uno dei casi più eclatanti in questo senso è uno spot del 1989 della chimica DuPont che annunciava l'introduzione di nuove petroliere a doppio scafo utilizzando foche, pinguini, delfini e altri animali marini che battevano zampe e pinne a ritmo dell'*Inno alla gioia* di Beethoven. Confesso che mentre lo guardavo ho applaudito anch'io assieme alle foche, perché ci vuole coraggio ma anche ingegno a tirar fuori qualcosa di così esagerato, quasi pacchiano.

Dagli studi psicologici e sociologici condotti nel corso degli anni sappiamo che questo tipo di comunicazione ci ha addestrati alla diffidenza, ci ha resi sempre un po' sospettosi della veridicità delle affermazioni «ambientaliste» fatte dalle grandi aziende.

In uno studio pubblicato da un gruppo di ricercatori dell'Università di Parma nel 2020,[9] di strategie di *greenwashing* se ne individuano altre tre oltre a quella aziendale.

Esiste un *greenwashing* «strategico», che guarda molto al futuro e poco al presente. Fanno parte di questa categoria quelle comunicazioni che lanciano obiettivi di medio-lungo termine e operazioni straordinarie sempre «tra *tot* anni». Abbiamo poi il *greenwashing* «oscuro», che ha l'obiettivo di nascondere operazioni illecite, come il riciclaggio di denaro, collusioni con mafia e altre realtà criminali, corruzione e investimenti con finalità occulte. Per ultimo troviamo il *greenwashing* «di prodotto», quello che incontriamo noi consumatori quotidianamente e che riguarda una comunicazione ambientale ingannevole relativa ad alcune caratteristiche specifiche di un prodotto o di una famiglia di prodotti.

I ricercatori dell'Università di Parma hanno svolto un esperimento su un centinaio di studenti, divisi in gruppi, ai quali è stato chiesto di fare valutazioni sulla comunicazione di alcune aziende «inventate, ma realistiche», prima e dopo uno scandalo ambientale. A ogni gruppo inizialmente sono stati mostrati alcuni elementi della comunicazione di queste aziende immaginarie, come il logo o una campagna pubblicitaria, tutti in qualche modo collegati all'impegno ambientale dichiarato dalla società. Nella fase successiva, i partecipanti sono stati messi a conoscenza del fatto che queste aziende erano state coinvolte in certi scandali ambientali. Per esempio, per l'utilizzo di vernici tossiche, il rilascio di rifiuti o sostanze nocivi nell'aria o nell'acqua, l'uso di fondi pubblici per comprare armi o droga e così via.

I risultati dello studio indicano che la percezione dei consumatori cambia in relazione al grado di *greenwashing* messo in atto dall'azienda ed è collegata all'origine dell'azienda stessa. Imprese che operano in campi sensibili sul piano ambientale, per esempio nella chimica o nel settore dei combustibili, provocano una reazione amplificata.

Questione di marketing

La maggior parte delle situazioni, però, è più sfumata, anche perché le azioni messe in campo dalle aziende per impattare meno sull'ambiente ci sono ed è anche giusto che siano comunicate e usate come leva di marketing.

Eh sì, bisogna dirselo, l'ambiente fa vendere. Un sondaggio effettuato dalla Commissione europea nel 2013 mostrava come il 77% dei consumatori è disposto a pagare di più per un prodotto sostenibile, e diversi studi hanno dimostrato che i consumatori utilizzano spesso le componenti ecologiche di un prodotto come spunto per dedurne la qualità.

Non stupisce quindi che molte aziende siano saltate sul carro dell'ambientalismo promuovendo come *green* prodotti che tanto più ecologici del solito non erano. Prendete la Coca-Cola Life, una versione in lattina verde della Coca-Cola classica, prodotta inizialmente in Argentina e Cile e arrivata in Italia nel 2016 dove è rimasta sugli scaffali fino al 2020. Il verde della lattina o dell'etichetta delle bottiglie di plastica si inserisce nel filone grafico dei prodotti sostenibili o ecologici, ma la vera caratteristica di quel prodotto è la sostituzione dello zucchero con un dolcificante non zuccherino estratto da una pianta chiamata stevia. Non è sostanzialmente diversa dalla versione classica con lo zucchero, ha semplicemente molte meno calorie, ma non ha un impatto diverso sull'ambiente. Però viene venduta come *green* mescolando, come spesso capita in questo tipo di comunicazione, le questioni ambientali con quelle salutistiche, con quelle dietetiche, in un minestrone che, più che la consapevolezza, aumenta solo la confusione.

Questa pratica di focalizzare tutta l'attenzione su un singolo ingrediente è abbastanza diffusa, è una strategia classica di marketing. Se almeno una volta nella vita avete comprato uno shampoo all'olio di avocado che vi è sembrato molto simile a quello dell'anno precedente all'olio di argan, significa che avete incontrato questo tipo di marketing basato sulla differenziazione di prodotti che rimangono sostanzialmente uguali da un anno all'altro, con l'unica differenza di un ingrediente «civetta», cioè messo lì per attirare su di sé tutta l'attenzione, e che molto spesso non serve a nulla nella formulazione del prodotto se non per farci intendere di essere di fronte a un prodotto nuovo.

Capiamoci, il marketing è una cosa seria. Ci sono interi filoni di ricerca e riviste di settore che si occupano di indagare la psicologia dei consumatori per individuare le strategie migliori per promuovere e vendere i prodotti. Data la crescente importanza dei temi ambientali, come potete facilmente immaginare, ci sono molti studi su come siano percepiti dai consumatori, su quali leve spingere per influenzare un comportamento d'acquisto e su cosa non fare per non rovinare la reputazione di un prodotto o di un'azienda.

Sappiamo, per esempio, che il prezzo è una delle variabili che prendiamo in considerazione per valutare la qualità di un prodotto. Un prezzo alto tendiamo a pensare che sia associato a una qualità maggiore. Ci sono parecchi studi proprio in questa direzione, anche sui cosmetici, che dimostrano come il nostro cervello si faccia facilmente ingannare dal lusso, anche a parità di prodotto.

Sappiamo anche che i *claim* – le diciture che troviamo sui prodotti – di stampo ecologico funzionano molto bene e permettono alle aziende di proporre prezzi più alti, ma solo se sono applicati a prodotti che consideriamo delicati o per i quali la delicatezza è un valore aggiunto. Funzionano molto meno e possono diventare controproducenti quando percepiamo che la componente ecologica ha indebolito il prodotto o ne ha compromesso la qualità. Possiamo apprezzare un detersivo delicato, ma da un aspirapolvere vogliamo potenza.

Il 28 gennaio 2021, la Commissione europea ha pubblicato i risultati di una ricognizione dei siti web alla ricerca di falle nella comunicazione ai consumatori. Questa è un'attività che viene compiuta ogni anno proprio con l'obiettivo di vigilare sulle pratiche commerciali scorrette e provare a correggere la rotta in caso di problemi evidenti.

L'edizione del 2021 si è focalizzata per la prima volta sul *greenwashing* scoprendo che in più della metà dei casi i siti riportavano informazioni insufficienti per poter valutare l'affidabilità del *claim*, in quattro casi su dieci si trattava comunque di *claim* molto vaghi, come «pulito», «green», «consapevole», «naturale», «eco-friendly», «sostenibile», senza fornire prove a supporto.

Didier Reynders, commissario europeo per la Giustizia, ha dichiarato che «sempre più persone vogliono vivere una vita più sostenibile e plaudo alle aziende che si sforzano di produrre prodotti o servizi eco-compatibili. Tuttavia, ci sono anche commercianti senza scrupoli là fuori, che gettano fumo negli occhi dei consumatori con affermazioni vaghe, false o esagerate. La Commissione è pienamente impegnata a responsabilizzare i consumatori nella transizione verde e a combattere il *greenwashing*. Questa è proprio una delle principali priorità della New Consumer Agenda adottata lo scorso autunno».[10]

Adesso, però, sono al supermercato confusa e mi attanaglia un dubbio, che neppure Yuka può dissipare: se compro lo shampoo solido invece del classico shampoo liquido, sono davvero più sostenibile? Aiuto l'ambiente? O sono anche io vittima dal *greenwashing*? Magari l'acqua non sposta più di tanto le cose, ma ci possono essere altri benefici per l'ambiente che io al momento non so quantificare. Minori emissioni di CO_2? Minore energia spesa per la produzione? Minori costi di trasporto? E il buco dell'ozono? Devo saperne di più per decidere.

Un campo minato... e poco regolamentato

«Con il Beuc, l'Organizzazione europea dei consumatori, abbiamo chiesto che i *claim* debbano essere preautorizzati» mi raccontano in Altroconsumo. Ho incontrato Martha Fabbri, Silvia Bollani e Claudia Chiozzotto nella sede milanese dell'associazione dei consumatori per capire quanto sia radicato il fenomeno del *greenwashing* e che cosa si può fare per cercare di arginarlo. Chiozzotto mi racconta che «in un sondaggio effettuato su un campione significativo di quattro Paesi europei nel quale veniva chiesto quanto influisse l'impatto ambientale nella scelta dei detersivi, è emerso che i consumatori mediamente non si fidano di quello che viene scritto sulle confezioni, lo considerano spesso esagerato, ma sono convinti che ci sia un'autorità che obblighi i produttori a dichiarare solo cose vere».

Questa autorità, a oggi, non c'è e per Martha Fabbri «è agghiacciante», e si chiede «perché la valutazione della veridicità di un'affermazione dovrebbe stare sulle spalle dei consumatori? Dobbiamo pretendere che ci siano autorità che vigilano, che non circolino *claim* farlocchi. È una legittima aspettativa, non credete?». D'altra parte con gli alimenti funziona così: l'Autorità europea per la sicurezza alimentare vigila sulle affermazioni che i produttori possono mettere sulle confezioni di alimenti.

L'iniziativa del Beuc punta quindi a risolvere questo problema, «ma è un lavoro immenso» spiega Bollani, «ci vorranno anni, ma almeno alla fine avremo un perimetro d'azione all'interno del quale muoverci». I *claim* ambientali non sono gli unici a non essere regolamentati. Se parliamo di cosmetici esistono leggi severissime che garantiscono la sicurezza dei prodotti, ma per quanto riguarda le pubblicità è tutto molto meno rigido e si punta all'autoregolamentazione del settore attraverso enti come lo Iap, l'Istituto dell'autodisciplina pubblicitaria, al quale le aziende aderiscono condividendone i principi di fondo. «In uno dei disciplinari Iap ci sono linee guida sulle dichiarazioni a tema ambientale» spiega Chiozzotto, «ma a differenza di quello che succede in altri ambiti dove c'è più vigilanza fra i produttori stessi che magari si denunciano l'un l'altro quando si accorgono di una scorrettezza, quando il *claim* è ambientale non c'è nessuno che alza la mano e fa notare gli errori. Il risultato è che i provvedimenti in questo ambito sono pochissimi.»

Tra gli esempi più evidenti di *greenwashing* per le tre rappresentanti di Altroconsumo troviamo il coinvolgimento attivo dei consumatori. Molte aziende incoraggiano il riciclo offrendo regali a chi si presenta in negozio con le confezioni vuote da smaltire. È un atteggiamento che ha un senso perché «educa» i consumatori al corretto smaltimento dei rifiuti e li rende anche consapevoli di essere parte del problema, ma può pure essere un'azione diversiva, che sposta l'attenzione verso qualcosa di marginale rispetto al problema principale. Questo non significa che tutte le aziende che chiedono di restituire i vuoti in cambio di qualcosa (o di niente) stiano facendo *greenwashing*. Significa, però, che non è sufficiente quell'azione per capire se un'azienda si sta comportando bene sul piano della sostenibilità o no.

«Io vedo un grande filone di *greenwashing* in tutta quella comunicazione volta a supportare le filiere che "difendono il pianeta". E una parte di vero c'è, perché le aziende lavorano per impattare meno» racconta Chiozzotto, «ma forse il pianeta lo aiutiamo di più se quella crema non la compriamo, no? Nella cosmetica *green* o naturale vedo una spinta a comprare, più che a sfrondare.» Poi interviene Bollani: «... Compensando. Quindi compro, consumo e mi sorbisco il racconto che con quel mio acquisto sono stati piantati un *tot* di alberi».

Per Martha Fabbri «la nicchia più oscura del *greenwashing* è quella della semplificazione estrema del liquido contro il solido». Va avanti e spiega che «sì, in teoria il solido ha il pregio che l'acqua ce la metti a casa. Perché l'acqua pesa, la devi trasportare, richiede spesso la plastica per essere imballata. Una formula solida, in teoria, è favorevole, ma i problemi ci sono anche con il solido. È più difficile da dosare, per esempio, mentre il liquido è pronto all'uso. Nel solido c'è più onere per il consumatore e c'è bisogno di una fase di apprendimento».

«Un discorso simile vale anche per la contrapposizione fra plastica e vetro» integrano quasi all'unisono le due colleghe. «C'è la falsa percezione che il vetro abbia un impatto minore della plastica, che sia sostenibile... ma chi dice che è così? Lo è se viene ritirato e riutilizzato, ma può essere molto meglio la plastica.» L'ondata di demonizzazione della plastica, che ha un certo fondamento, ha però generato l'effetto di «cercare soluzioni alternative spesso e volentieri folli. Si producono imballaggi onerosi sul piano ambientale, si rincorrono materiali poco reperibili e magari non si bada troppo alla comunicazione sullo smaltimento provocando confusione nei consumatori che non sanno più dove buttare i contenitori».

Per Fabbri «esistono nicchie dove il *greenwashing* cresce felice, come quella della nomenclatura». Il termine «bioplastica», per esempio, è «drammaticamente fuorviante... è nato con buone intenzioni, ma la terminologia non si è evoluta al pari dei materiali» e quindi ci troviamo con un immaginario sulla bioplastica come prodotto vegetale che può essere gettato nell'umido, ma la realtà è che le bioplastiche possono essere di origine vegetale e compostabili, di origine vegetale e non compostabili, di origine non vegetale compostabili e di origine non vegetale non compostabili. Insomma, tutte le combinazioni possibili, con il risultato che molti imballaggi vengono gettati nel posto sbagliato.

«Nel prossimo futuro vorremmo chiedere che la nomenclatura sia adeguata e che si sposti l'attenzione sul destino e non sulla provenienza. La fonte è importante, ma può essere comunicata in un altro posto – sul sito, per esempio –, mentre lo smaltimento è fondamentale.»

«I consigli per gli acquisti dovrebbero guidarci a scelte informate, pur mantenendo il loro scopo primario: vendere prodotti» chiudono le tre rappresentanti di Altroconsumo.

John Grant nel *Green Marketing - Il Manifesto* del 2007 scriveva: «Il *green* marketing punta a far sembrare normali i prodotti e servizi sostenibili e non a far sembrare sostenibili quelli normali».[11]

E da qui in qualche modo partono Bollani, Chiozzotto e Fabbri quando concludono che «solo con strumenti chiari, che offrano ai consumatori l'opportunità di scegliere i prodotti con buone prestazioni ambientali, possiamo muoverci verso modelli di consumo più concretamente sostenibili».

Per me l'esempio di *greenwashing* più subdolo è l'aggancio delle questioni ambientali a quelle di salute. Se ormai sappiamo che la nostra salute e quella dell'ambiente sono strettamente interdipendenti, è anche vero che non è sempre così.

La «Clean beauty»

Yuka e il *greenwashing* sono figli di un movimento, nato negli anni Settanta del secolo scorso, che nell'ultimo periodo è cresciuto molto rapidamente grazie all'aumento della sensibilità dei consumatori sul tema ambientale. Adesso, infatti, prima di acquistare un prodotto ci chiediamo se sia sostenibile, se sia etico, se sia sano per noi e per l'ambiente, e siamo consapevoli che le nostre scelte hanno un impatto diretto sul mercato e sul pianeta. Quelli che fino a poco tempo fa erano piani separati si sono mescolati e oggi confluiscono in una moda che prende il nome di *Clean beauty*, «bellezza pulita».

Il termine *clean* associato ai cosmetici è comparso per la prima volta più di quarant'anni fa, nella campagna pubblicitaria *Clean Make-up* del brand CoverGirl, riferendosi a un trucco discreto, che qui da noi definiremmo «acqua e sapone», ma è solo a partire dagli anni Duemila che questa parola ha assunto il significato, confuso ma riconoscibile, che ha ancora oggi. È stata l'azienda inglese Ren Clean Skincare a sdoganarla, scegliendo di dedicare tutta la propria produzione a questa idea di «pulito da ingredienti nocivi», come dichiarato dall'amministratore delegato Arnaud Meysselle al «Washington Post». La parola *ren* in svedese significa, appunto, «pulito» ed è stata ispirata dalla moglie di uno dei fondatori che aveva avuto problemi di irritazione della pelle attribuiti all'uso di cosmetici.[12]

L'esempio più iconico ed estremo del movimento probabilmente è Goop, l'azienda fondata da Gwyneth Paltrow, passata alle cronache per le sue credenze strampalate e i prodotti quantomeno originali, come la candela ispirata al profumo della vagina dell'attrice hollywoodiana. «Sei sicura di volere dell'antigelo nella tua crema idratante?» leggiamo sul suo sito, «I prodotti di bellezza "puliti" sono realizzati senza ingredienti che danneggino la salute umana» perché «Non c'è più tempo per i compromessi». Le scuse stanno a zero per Paltrow, che ci ricorda che a Goop consultano «gli studi scientifici per decidere quali ingredienti utilizzare e quali no. La scienza può avere ancora delle incertezze, ma almeno evitiamo quelli che certamente hanno colpa».[13]

Il filone allarmista, quello che fa leva sulle paure per la propria salute e che è ben rappresentato da queste parole, è senza dubbio preponderante nel mondo della *Clean beauty*. Lo abbiamo visto nella corsa all'adesione agli standard di Yuka da parte di aziende alimentari e cosmetiche e lo vediamo ogni giorno nel cosiddetto «marketing del senza», quello che punta a far notare l'assenza nei propri prodotti di alcuni ingredienti percepiti come pericolosi.

Eppure, nel dicembre 2019, due dermatologi dell'Università della Pennsylvania di Philadelphia, Courtney Blair Rubin e Bruce Brod, hanno pubblicato su «JAMA Dermatology», una delle più importanti riviste scientifiche di dermatologia, un articolo dal titolo: *Naturale non significa sicuro - Il lato sporco della Clean beauty*. «Molti degli ingredienti che sono stati denunciati dagli evangelisti della *Clean beauty*» scrivono i due autori «sembrano essere stati selezionati a casaccio mentre le aziende tentavano di rendere più attraenti i loro prodotti con una bella passata di *greenwashing*.»

A sostegno delle loro tesi i due dermatologi hanno riportato l'esempio della catena di supermercati «bio» Whole Foods, che nel luglio 2018 ha rilasciato una lista di più di quattrocento ingredienti considerati «inaccettabili» per le loro linee di cura del corpo. «Il loro elenco di ingredienti vietati include la vaselina, che i dermatologi invece raccomandano ai pazienti con problemi alla pelle per la sua non allergenicità, per le proprietà umettanti e per il costo contenuto che la rende accessibile a pazienti di ogni estrazione.»[14]

Un altro esempio arriva dalla Campaign for Safe Cosmetics, un'organizzazione attivista che punta a combattere l'uso di alcune sostanze chimiche nei cosmetici, tra cui i parabeni. Peccato che, obiettano Rubin e Brod, «i parabeni sono tra i conservanti meno allergenici disponibili». Stessa storia per la campagna contro i prodotti per la protezione solare portata avanti dall'Environmental Working Group, l'associazione ambientalista con molta influenza negli Stati Uniti, considerata dai due autori poco responsabile visto che questi prodotti ci proteggono dagli effetti dannosi e cancerogeni dei raggi ultravioletti. Per contro, «gli estratti botanici sono una delle principali cause di dermatiti da contatto e di fotosensibilizzazione» e l'aumento dell'uso dei prodotti che li contengono «è associato a una nuova epidemia di malattie della pelle responsabile di un aumento delle spese mediche, tempo sottratto al lavoro e alla famiglia e una riduzione della qualità della vita».

Non ci vanno giù leggeri i due dermatologi e probabilmente esagerano un po' quando parlano di «epidemia», ma il punto del loro discorso è molto importante e riguarda l'approccio del mondo della *Clean beauty* che sembra essere più guidato dal marketing che da prove scientifiche. Se si tiene davvero alla salute, perché demonizzare ingredienti che hanno dimostrato di essere sicuri e di apportare benefici?

Chi sono i veri nemici?

Una lettura illuminante per comprendere le spinte alla base del movimento della *Clean beauty* è il libro *The Nature of Beauty* di Imelda Burke, la fondatrice del fortunato negozio Content Beauty&Wellbeing nel quartiere di Marylebone a Londra, interamente dedicato a prodotti naturali, secondo l'accezione di «naturale» che dà la fondatrice.

Burke spiega, infatti, le ragioni alla base del cambio di prospettiva che l'hanno portata a interessarsi a questi temi. «Una volta» scrive «era tutto naturale. Piante, minerali, argille, pietre e derivati animali. Certo, non andava tutto bene, ma almeno sapevamo da dove arrivavano gli ingredienti e che li avremmo trovati in natura.»[15] Sapere da dove arriva un prodotto, poterlo collocare nel tempo e nello spazio, è quanto di più vicino associamo all'idea di natura.

Negli anni, ragionando molto su questi temi, mi sono fatta l'idea che ognuno di noi ha il suo concetto di *naturale*, che però mediamente ha poco a che vedere con la natura vera e propria. È naturale ciò che conosciamo, ciò con cui abbiamo familiarità a prescindere dalla sua reale origine. Infatti Burke scrive che con l'avanzare del progresso scientifico e tecnologico «abbiamo perso il contatto con le vere origini e con il significato dei prodotti per la cura della persona». Anzi, aggiunge l'imprenditrice, «a dire la verità, mi sono sentita un po' stupida, c'era un intero settore industriale basato sul farci sentire belle e più sicure di noi e del nostro corpo e io non ero in grado di capire che cosa mi stavano vendendo».

Pensare a un olio è molto diverso che pensare a un parabene. In un caso lo visualizziamo, immaginiamo come possa essere stato realizzato, aiutati anche dalle descrizioni e dalle immagini che ci arrivano dal marketing, come la «spremitura a freddo». Il parabene, invece, come facciamo a visualizzarlo? Da dove arriva? Chi l'ha prodotto? Come? Ma soprattutto, che cos'è un parabene? Chi l'ha mai visto in faccia? I parabeni però sono ingredienti naturali, li troviamo in molti semi dove hanno lo stesso ruolo «conservante» che hanno nei nostri cosmetici, ma per noi sono qualcosa di nuovo, non fanno parte del nostro immaginario e quindi ne diffidiamo.

Un esempio peculiare del processo mentale che ci porta a vedere alcune cose come naturali, quindi «amiche», e altre artificiali, quindi «nemiche», ci è stato regalato dalla pandemia di Covid-19, che ha messo in ginocchio il mondo intero a partire dai primi mesi del 2020. In quell'anno, il mercato degli integratori cosiddetti «immunostimolanti», che cioè «aumentano le difese immunitarie», è cresciuto del 40% rispetto al 2019. Il grafico delle vendite mostra due picchi in corrispondenza delle due ondate pandemiche.[16] Alcuni fra voi ricorderanno le corse per comprare vitamina C, vitamina D, lattoferrina, zinco e tutto il campionario che, a turno, ha occupato le vetrine delle farmacie e le pagine dei giornali. In una situazione difficile in cui ci sentivamo tutti vulnerabili e in pericolo, quei prodotti sono stati percepiti come scudi, già pronti per l'uso, naturali, senza effetti collaterali e in grado di difenderci.

Nonostante le pubblicità martellanti e la compiacenza di qualche ricercatore, nessuno di questi integratori, preso da solo o no, ha mai dimostrato di essere in grado di ridurre la probabilità per i soggetti sani di ammalarsi. Anzi, trattandosi di integratori, cioè formalmente di alimenti, e non di medicinali, non devono superare *trial* clinici e non sono neanche richieste prove che ne attestino l'efficacia.

Dall'altra parte invece avevamo dei veri prodotti in grado di alzare le difese immunitarie e di proteggerci dal virus, prodotti che hanno superato *trial* clinici e che hanno dimostrato di essere sicuri per la nostra salute ed efficaci sia nel prevenire l'infezione sia nella protezione dalla malattia grave. Si tratta dei vaccini: li abbiamo guardati con sospetto fin da prima che fossero disponibili, abbiamo preteso garanzie, non ci bastava la sicurezza, volevamo l'innocuità, pretendevamo che non avessero neanche un effetto collaterale e quando, inevitabilmente, hanno dimostrato di non essere perfetti, abbiamo scritto sui nostri profili social «Allora non servono a niente». Aggiungiamo poi il fatto che la stragrande maggioranza delle persone è totalmente ignara di come funzioni realmente il nostro sistema immunitario o cosa sia un anticorpo e come venga prodotto dal nostro organismo. Abbiamo un'idea del sistema immunitario plasmata dalla pubblicità e dal passaparola più che dai libri di scienze delle scuole superiori.

Vorrei farvi notare qui la differenza di approccio. Da una parte abbiamo qualcosa che non ha mai dovuto dimostrare di funzionare e che nei test indipendenti, fatti per capire se poteva funzionare, ha dimostrato di non farlo, dall'altra abbiamo qualcosa che funziona, che lo ha dimostrato in tutti i modi possibili e immaginabili. Perché per gli integratori non abbiamo preteso le stesse garanzie che abbiamo preteso per i vaccini?

La risposta che mi sono data osservando il fenomeno è che gli integratori li conosciamo, ci sono familiari e riusciamo a visualizzarli. La lattoferrina ci riporta all'immagine del latte materno, le vitamine le associamo alla salute del nostro sistema immunitario e, in generale, alla forza, siamo convinti che diano una mano discreta al nostro organismo, senza disturbarlo troppo, senza alterarlo. Una mano naturale, familiare, rassicurante.

I vaccini invece sono arrivati come degli alieni nelle nostre vite. Sì, certo, tutti abbiamo avuto esperienze di vaccinazioni, ma questi vaccini qui, a differenza di tutti gli altri, ci sono stati raccontati per filo e per segno indugiando molto sulla tecnologia «innovativa», ci sono stati spiegati in dettaglio con una dovizia di particolari degna di un corso universitario di biologia molecolare e ripetendo in ogni salsa che si trattava dei «primi» vaccini di questo tipo. È impossibile trovare naturale e familiare qualcosa che viene presentato come una novità assoluta, frutto della tecnologia più avanzata.

Capisco che il paragone tra i cosmetici e le gravi e serie vicende che tutti abbiamo vissuto a causa della pandemia possa sembrare forzato e probabilmente anche fuori luogo, ma è utile per provare a dare una risposta alla domanda avanzata dai due dermatologi di Philadelphia: perché demonizzare ingredienti che hanno dimostrato di essere sicuri e di apportare benefici? Semplice, perché non sono naturali.

Naturale, sostenibile, «green» e salutare non sono sinonimi

«Il problema è sempre lo stesso e continuiamo a girarci attorno senza mai trovare una soluzione» mi ha detto Roberto Gorni, funzionario dell'area tecnico-normativa di Cosmetica Italia, l'associazione di categoria delle aziende cosmetiche. «Non abbiamo una definizione ufficiale e condivisa di "naturale", ma nelle aziende c'è un po' l'idea che i consumatori sappiano che cosa significa.»

Gorni è il mio punto di riferimento per le questioni regolatorie dell'industria cosmetica e mi spiega che a un certo punto ci si è resi conto che il settore del «naturale» stava conquistando il mercato, ma per poterlo misurare hanno dovuto costituire un gruppo di lavoro che ne tracciasse i confini. È naturale qualcosa che contiene ingredienti naturali o no? E se una cosa non contiene solo ingredienti naturali, ma viene comprata perché percepita come naturale, come la classifichiamo? E se replico in laboratorio una sostanza naturale, sarà percepita ancora come naturale? La conclusione del gruppo di lavoro è stata di non concentrarsi troppo sugli ingredienti, ma di misurare quella che hanno chiamato «connotazione naturale», quindi tutto ciò che entra a far parte dell'immaginario del naturale. Gorni mi racconta che «per esempio è venuto fuori che i prodotti a connotazione naturale sono senza parabeni».

Nel rapporto annuale per il 2021 di Cosmetica Italia leggiamo che i *claim* a «connotazione naturale» rappresentano il gruppo più consistente con il 41% del totale, in crescita rispetto all'anno precedente e davanti a *claim* storici della cosmesi come «idratante» o «illuminante». Un elemento interessante, sottolineato dal rapporto, è il raggruppamento dei *claim* a «connotazione naturale» con quelli a «connotazione sostenibile». La sensibilità dei consumatori sul tema della sostenibilità, intesa come «legata sia al prodotto che all'imballaggio», sta avendo sempre più rilevanza anche in ambito cosmetico.

«Le aziende hanno quindi iniziato a unire l'insieme naturale con quello sostenibile» mi spiega Gorni, anche se la naturalità di un ingrediente non ci dice nulla sulla sua sostenibilità. Ma, anche qui, si parla di percezione e nella percezione comune ciò che arriva dalla natura è più ecologico di ciò che viene prodotto artificialmente.

Negli anni, quindi, il fenomeno della *Clean beauty*, nato con un'accezione più salutistica, si è espanso fino a inglobare il fenomeno del *green* in un'accezione, anche in questo caso, ampia. Si va dal *green* inteso come sostenibile e poco impattante al *green* inteso come naturale, a quello inteso come vegetale. Quindi possiamo trovare nella stessa categoria aziende che usano solo ingredienti di origine naturale, aziende che usano indifferentemente ingredienti di origine naturale o sintetica sulla base delle loro performance ambientali, aziende che usano ingredienti prevalentemente naturali con qualche sintetico tollerato e aziende che puntano sugli ingredienti naturali o sintetici considerati dall'opinione pubblica meno problematici per la salute.

«Nel contesto dei cosmetici, "green" non deve essere confuso con "clean", ma questo non vuol dire che un prodotto pulito non possa anche essere verde» scrive la nota rivista di moda e stile «Allure» in un articolo di febbraio 2021 sulla storia della *Clean beauty* che mette sul piatto anche la confusione che regna sovrana in questo settore. «Lo sappiamo, lo sappiamo. È complicato» continuano sulla rivista, «perché la *Clean beauty* non è mai stata definita universalmente, eppure ha ridefinito le nostre routine di bellezza. Quella che una volta era una categoria di prodotti di nicchia (che potevi trovare solo nelle corsie di Whole Foods) è ora il concetto alla base di interi negozi come Detox Market, Credo Beauty e Follain» e «anche rivenditori più grandi come Sephora e Ulta sono ormai saliti a bordo» di un treno che ha superato i venti miliardi di dollari e non accenna a rallentare.[17]

Come potete vedere, il panorama è molto complesso e sfaccettato, e per comprenderne l'ultimo tassello, quello che mi ha convinta a scrivere questo libro, torniamo alle parole di Imelda Burke.

«Questo cambiamento verso la consapevolezza per le scelte dei cosmetici» scrive l'imprenditrice «spesso inizia dalla cucina, con un cambiamento in quello che decidete di mangiare. Potete scegliere di evitare alimenti confezionati ed elaborati, cercando fra gli ingredienti i coloranti indicati con la E e i conservanti. Da lì viene poi naturale passare ad altri settori della propria vita – la casa, l'ambiente (abbandonando i classici detersivi per versioni più ecologiche o iniziando a chiedersi di che cosa sono fatti i vestiti che si indossano) – e da questo arrivare a una nuova comprensione che ciò che scegliamo di mangiare, fare e usare influenza la nostra salute e il mondo intero.»

Sarebbe facile derubricare il movimento della *Clean beauty* a moda per «fricchettoni» o, peggio, per gonzi che cascano a ogni trappola del marketing, e far notare, per esempio, che i famigerati «codici con la E» includono tantissimi ingredienti naturali. Sarebbe facile, ma sarebbe anche molto sbagliato.

Intanto non si parla mai solo di cosmetici, ma di benessere generale, di stile di vita, e i cosmetici sono soltanto l'ultimo tassello di una transizione che parte dalle cose percepite come importanti per poi andare a colonizzare tutto il resto. Non è un caso che Yuka sia nata con l'intento di analizzare gli alimenti e che solo dopo sia arrivata ai cosmetici. Come scrive Burke, si parte da quello che mangiamo e poi «è naturale» passare agli altri ambiti della vita con un approccio che prevede «consapevolezza» e «comprensione» per arrivare a operare delle «scelte».

Quelle usate da Burke sono parole che utilizzo spesso anche io e che fanno parte del bagaglio del divulgatore scientifico che si mette al servizio dei propri lettori fornendo informazioni e strumenti per poter comprendere e scegliere consapevolmente. Vi confesso che leggerle nel suo libro mi ha fatto sorridere, ma anche pensare, perché la richiesta così pressante dei consumatori per avere prodotti che siano «puliti» in un senso ampio, che va dalla salute umana a quella dell'ambiente, trova risposte deludenti. Sia nelle app come Yuka che danno l'illusione di aiutarci a scegliere ma alla fine scelgono per noi, sia nella tendenza delle aziende, rilevata dall'associazione dei consumatori Altroconsumo, a «vestirsi di verde» per «infondere sicurezza, mostrarsi rispettosi dell'ambiente e attrarre così la platea sempre più vasta di consumatori sensibili al richiamo del naturale».[18]

II

Contro natura

Più naturale dei deodoranti... il sudore

«Smettila di usare i deodoranti tradizionali, usa il nostro deodorante naturale» recita il messaggio pubblicitario di un prodotto che va per la maggiore su Instagram e per il quale mi chiedono regolarmente di spiegare come un non-deodorante possa essere «magicamente efficace per 3-7 giorni».

Il prodotto in questione ci garantisce di avere le ascelle «fresche come la festa di un orso polare», senza «alluminio, parabeni, petrolati e altri prodotti chimici». Confezione ecologica in bioplastica, adatto ai vegani, *cruelty free*, in crema – a differenza dei deodoranti classici che si trovano in stick, roll-on o spray – e «senza nessun profumo e a buon mercato». Insomma, un prodotto che all'apparenza sembra molto innovativo.

Sul sito dell'azienda un contatore aggiornato continuamente ricorda che al momento della mia ultima consultazione «Un milione e centoventiquattromila ascelle stanno cambiando il mondo».

Posso non comprarlo? Tredici euro per quindici millilitri di prodotto contro i due o tre euro del deodorante che solitamente prendo al supermercato... ma per cambiare il mondo questo e altro! Nella lista degli ingredienti noto subito l'assenza di sali di alluminio e di profumi, mi fa sorridere la presenza di olio di ricino – un prodotto che si usa con la speranza che faccia crescere ciglia, sopracciglia e capelli, ma che evidentemente non ci si aspetta faccia crescere anche i peli sotto le ascelle. Trovo poi molti ingredienti «naturali» come l'olio di cocco, l'ossido di zinco e l'argento micronizzato.

Le dichiarazioni, gli ingredienti e le promesse fatte da questo deodorante sono simili a quelli di molti prodotti che si collocano nella categoria dei «deodoranti naturali» e che si contrappongono ai deodoranti tradizionali, presentati come tossici, responsabili di tumori e malattie devastanti come l'Alzheimer.

Ora, facciamo un passo indietro. Se ci pensate bene, tutta la cosmesi (dai deodoranti alla *skincare*, al make-up) non è altro che un tentativo – disperato? – di andare contro natura, ovvero di cancellare le imperfezioni di cui la natura ci ha dotati e impedire al nostro corpo la sua spontanea evoluzione (l'insorgenza di macchie, rughe, smagliature). Non vi suona quindi come un paradosso l'idea di usare un prodotto «naturale» per fare qualcosa di così innaturale? D'altronde, cosa c'è di più naturale del sudore?

Per capire come stanno le cose e, soprattutto, per capire se questi prodotti funzionano davvero dobbiamo andare all'origine, farci piccoli piccoli come il Piero Angela della trasmissione dei primi anni Novanta *La macchina meravigliosa* e andare a esplorare le nostre ascelle.

Qui scopriamo subito che il sudore, di per sé, non puzza. No, non sono anosmica, gli odori li sento molto bene e ovviamente sento anche quello che arriva dalle mie ascelle e da quelle delle persone che incontro, in particolare d'estate, in particolare sugli autobus affollati, ma se vi dicessi che quella puzza che sentiamo e riconosciamo tutti molto bene è prodotta dal nostro corpo vi racconterei una storia sbagliata. Il sudore è un liquido incolore e inodore fatto per il 98-99% di acqua. Ogni giorno ne produciamo in media un litro. Questo significa che ci sono giorni in cui fa più caldo e ne produciamo di più e giorni in cui siamo più pigri e ne produciamo meno, ma alla fine dell'anno il conto è quello. Un litro al giorno di acqua salata liberato dalle milioni di ghiandole disseminate nella nostra pelle con l'obiettivo di abbassare la temperatura interna quando, per i motivi più disparati, tendiamo a scaldarci troppo.

Un sottogruppo di queste ghiandole, chiamate «apocrine», si concentra soprattutto nella zona delle ascelle, dell'inguine e in prossimità dei peli, e a quel liquido aggiunge proteine, carboidrati, sali di ammonio e ormoni, una manna per i batteri che se ne nutrono come fosse un banchetto nuziale e rilasciano le loro puzzolenti scorie nell'ambiente circostante. La colpa della puzza quindi non è nostra, del nostro organismo o delle nostre ghiandole, ma dei nostri ospiti, ovvero dei batteri che abitano le nostre ascelle e che ci ripagano del nutrimento che diamo loro emanando un olezzo che può essere più o meno intenso a seconda dei casi.

Da questa breve descrizione possiamo però già capire come le componenti della sudorazione siano due, da un lato la produzione vera e propria di sudore e dall'altro l'odore. Su questi due aspetti si concentrano quei prodotti che, per tradizione, definiamo deodoranti, anche se dovremmo distinguerli quantomeno in due grandi categorie: i deodoranti propriamente detti che agiscono sull'odore coprendolo o eliminandone la fonte, cioè i batteri, e gli antitraspiranti, che agiscono, invece, sulla quantità di sudore emesso, cioè sulla produzione di liquido. Questa distinzione dovrebbe esserci chiara nel momento in cui ci troviamo di fronte allo scaffale del supermercato alla ricerca di un prodotto. Se sudiamo molto e ci ritroviamo spesso con la camicia fradicia, allora gli antitraspiranti sono una buona idea. Se invece il nostro problema è l'odore, avremo bisogno anche (o solo) di una componente deodorante.

Il fascino e il pericolo di sfidare la natura

Sarebbe sbagliato pensare che l'ossessione per l'aspetto del proprio corpo sia una faccenda recente legata ai selfie e ai filtri di Instagram. Dobbiamo proiettarci indietro nel tempo, esattamente a un secolo fa. Non abbiamo una data e un luogo precisi, queste cose avvengono gradualmente e trasversalmente, ma possiamo individuare alcuni episodi che hanno segnato l'inizio del nostro bisogno di sfidare la natura, per migliorare ciò che lei – secondo noi – ha reso imperfetto.

Il primo è l'invenzione del rasoio usa e getta, il bisnonno di quelli che compriamo oggi al supermercato, da parte di un signore che ha un cognome che molte e molti di voi riconosceranno: King Camp Gillette. Inventato nel 1904, il rasoio usa e getta permetteva di radersi in maniera sicura, più sicura di come si facesse prima. Aveva un'unica pecca: lo usavano solo gli uomini. Certo, la barba è roba da maschi e i peli, almeno all'epoca, non erano ancora un problema per le donne. Ci si scopriva poco e nell'intimità erano naturali. Quello dei peli è iniziato a diventare un problema quando è cambiata la moda in una maniera che definiremmo «progressista». Braccia e gambe più scoperte, ascelle in vista e di conseguenza... peli. È stato così che il signor Gillette ha preso la sua invenzione, le ha messo un manico dorato, una scatola elegante e un nome che dice tutto: Milady Décolleté. Era il 1916. Poi sono arrivate le prime creme depilatorie della Veet con pubblicità che dicevano cose come «non c'è nulla di più repellente e deludente dei peli sulle braccia di una donna». Così, giusto per farci stare serene.

Dai peli agli odori il passo è stato relativamente breve.

Lo ha capito Edna Murphey, una liceale di Cincinnati che negli anni Dieci del secolo scorso ha lanciato la prima campagna aggressiva contro gli odori corporei. Non è stata lei a inventare i deodoranti: esistevano già, ma non erano ancora molto diffusi. Gli odori corporei erano un tabù e le pubblicità ci giravano intorno.

Edna Murphey aveva, però, per le mani un prodotto che funzionava, a base di cloruro di alluminio, messo a punto dal padre medico per combattere la traspirazione delle mani mentre operava. La giovane lo aveva provato sulle ascelle e nonostante fosse liquido e rosso, se ben applicato, le manteneva asciutte per giorni riducendo di conseguenza anche la puzza. Lo ha chiamato Odorono, come aveva esclamato alla prima prova: «Odor? Oh no!».

La giovane aspirante imprenditrice si è fatta prestare centocinquanta dollari dal nonno, ha affittato un ufficio e ha provato a vendere il suo prodotto di negozio in negozio senza grandi successi. Sembrava andar male anche l'investimento per il banchetto all'Esposizione di Atlantic City del 1912, almeno fino a quando non è arrivato il grande caldo. I visitatori sudavano come cammelli, e il deodorante improvvisamente ha avuto un senso ai loro occhi: avevano trovato una soluzione al loro problema. Quell'estate Edna Murphey ha venduto deodoranti e ha raccolto commissioni per trentamila dollari che le sono serviti per ingrandire l'azienda e assumere un giovane venditore di Bibbie porta a porta, James Young, che sarebbe diventato uno dei più grandi pubblicitari del ventesimo secolo.

James Young si è concentrato dapprima sulla sicurezza del prodotto. C'era, allo stesso modo di oggi, l'idea che gli antitraspiranti facessero male perché bloccano un processo fisiologico del nostro corpo. Come tutte le cose contro natura, ci affascinano, ma ne abbiamo anche paura. La campagna pubblicitaria di Young puntava molto sul fatto che il prodotto fosse stato inventato da un medico e questo ha permesso all'azienda di raddoppiare gli incassi.

È stato nel 1919, però, che James Young ha davvero dato una svolta allo stato delle cose. Le vendite si erano stabilizzate, l'azienda non cresceva più, bisognava inventarsi qualcosa di nuovo. Young è tornato al suo primo lavoro di venditore porta a porta, ma con un obiettivo diverso: fare un sondaggio per capire quanto fosse conosciuto il suo prodotto. Ne è emerso che praticamente tutte le donne intervistate conoscevano Odorono, ma solo un terzo lo utilizzava. Tutte le altre dichiaravano di non averne bisogno.

La sfida di James Young è diventata, quindi, quella di far cambiare loro idea. Non c'era bisogno di altra pubblicità al marchio. Era arcinoto. Bisognava trovare il modo di far cambiare idea alle potenziali consumatrici.

E quale modo migliore per promuovere un prodotto per la cura del corpo che agire sulla vergogna e sul senso di colpa? James Young ha lanciato una campagna pubblicitaria aggressiva su una delle più diffuse riviste femminili, il «Ladies' Home Journal». Un'intera pagina con la foto di una donna in abito elegante nel tentativo di abbracciare un uomo appoggiato a una colonna. Il titolo della pubblicità va dritto al punto: *Nell'ascella di una donna: una discussione sincera su un tema troppo spesso trascurato.*

Nel lungo testo dell'annuncio si spiega che le donne possono essere puzzolenti e, quel che è peggio, potrebbero non accorgersene. «Non abbiamo colpe» rassicura l'articolo, perché la sudorazione è un fenomeno assolutamente fisiologico che non dipende dall'igiene personale ma, attenzione, perché «le persone *afflitte* da questi odori raramente sono in grado di rilevarli da sole».[19]

Un messaggio potentissimo e violento che dice alle donne che se vogliono tenersi stretto un uomo devono prendere provvedimenti, perché non sentire il proprio odore non significa non puzzare.

La scrittrice Madeleine Marsh riporta, nel suo libro *Compacts and Cosmetics*, che quella pubblicità così violenta ha provocato una reazione altrettanto violenta portando centinaia di lettrici a disdire l'abbonamento alla rivista. Lo stesso Young scriverà in una sua autobiografia di aver perso molte amiche, ma anche che ne è valsa la pena in termini meramente economici e commerciali, perché le vendite sono cresciute del 112% in un anno, arrivando a superare i quattrocentomila dollari e il milione nel 1927.

Una strategia talmente vincente da essere copiata dalla concorrenza, che ci è andata ogni volta più pesante. «Bella ma stupida. Non ha mai imparato la prima regola per preservare il proprio fascino» recitava una pubblicità; «Gli amici sono troppo timidi per dirglielo...» incalzava un'altra; «Sei una bella ragazza, Mary, e sei intelligente per la maggior parte delle cose, ma non lo sei con te stessa.» La povera Mary aveva «incontrato diversi grandi uomini che all'inizio sembravano interessati a lei», ma dopo il primo incontro non si erano più fatti vedere. Chiediti perché, Mary, e prova a cercare la risposta nelle tue ascelle.

Potremmo pensare di trovarci di fronte a una strategia sessista, ma non è così. Certo, erano meschinità che facevano leva sulle insicurezze e sulle paure più profonde delle donne dell'epoca, ma di ideologico non c'era proprio nulla. La dimostrazione è arrivata quando si è trattato di allargare il bacino di utenza dei deodoranti per cercare di raggiungere un nuovo target, quello degli uomini.

La popolazione maschile era restia all'uso dei deodoranti non perché non sapesse di puzzare, ma perché la puzza per un uomo era qualcosa di naturale, era sinonimo di lavoro fisico, di muscoli, e nessuno se ne sarebbe mai vergognato. Quindi, anche qui, era necessario provare a ribaltare la percezione e collegare il sudore alle insicurezze degli uomini che non erano legate alla situazione sentimentale, ma, per esempio, al lavoro. Erano gli anni della Grande Depressione, tanti temevano di rimanere disoccupati, quale occasione migliore per un pubblicitario con pochi scrupoli che far venire il tarlo che la puzza di sudore potesse influire sulla carriera?

La giornalista scientifica Sarah Everts, che ha dedicato un intero libro alle «gioie del sudore», in *The Joy of Sweat* descrive così la campagna di marketing che ha lanciato il mercato dei deodoranti: «È stata la paura di puzzare che ci hanno inculcato a far diffondere questi prodotti».

Queste dinamiche, che sembrano così lontane nel tempo, in realtà a ben guardarle sono ancora molto presenti nella comunicazione dei prodotti per la cura del corpo. Si fa leva quasi sempre sull'insicurezza personale, la paura di avere qualcosa che non va. La pelle grassa, la pelle secca, i pori dilatati, le sopracciglia troppo folte, le sopracciglia poco folte, le ciglia corte, le occhiaie, le borse sotto gli occhi, i brufoli, le macchie, i peli, le smagliature, la cellulite, la puzza: tutte caratteristiche fisiologiche, naturali, che nella percezione pubblica sono diventate patologiche, da «curare».

E non è un caso che in un contesto del genere il cosmetico venga visto come un medicinale, che si chiedano prescrizioni e si seguano protocolli che più dettagliati sono e meglio è.

Prendete la *skincare* coreana, con i suoi «passaggi» da effettuare in una sequenza precisa. Sette, dieci o undici, a seconda della fonte, organizzati a piramide: quelli da utilizzare tutti i giorni alla base e, man mano che si sale verso il vertice, quelli da usare con meno frequenza, una o due volte a settimana. Se poi provate a seguire le discussioni sui gruppi dedicati alla *skincare* troverete sempre molta confusione e domande del tipo: «Posso mettere il tonico prima del siero?», «Rovino tutto se salto un passaggio?», «Doppia detersione o acqua micellare?», «Ho venticinque anni, devo iniziare a pensare seriamente al contorno occhi?».

Quello che dovrebbe essere un piacere – e che per certi versi lo è ancora – diventa fonte di stress. La gran quantità di prodotti differenti e la possibilità di mescolarli rendono tutto molto frustrante. Si vive un po' con l'idea di non aver fatto abbastanza o di essersi perse qualche passaggio importante perché questi prodotti e questi «protocolli» non si presentano per quello che sono, cioè cosmetici fatti bene o male ognuno con le sue caratteristiche, ma hanno un'*allure* un po' medica, ci promettono di rimettere a posto quello che non va, dopo averci convinte che c'è qualcosa che non va.

La legge vieta ai cosmetici di vantare un'efficacia terapeutica, ma i cosmetici per convincerci di questa efficacia hanno mille modi, dal packaging al canale di vendita, alla comunicazione del prodotto. Una crema per il viso con un nome che ricorda quello di un medicinale, venduta in farmacia e magari promossa su Instagram da un dermatologo con tanto di indicazioni sul quando e come usarla, non sarà formalmente un medicinale, ma lo sembrerà molto. E senza dover «superare le prove» di efficacia che devono superare i medicinali.

La denuncia più forte a questo approccio è arrivata dalle pagine virtuali della rivista «The Outline» a inizio 2018, con un articolo dal titolo eloquente *La truffa dei prodotti per la cura della pelle*. Lo ricordo bene perché avevo appena pubblicato il mio primo libro sui cosmetici e in quei giorni non c'era intervista in cui non mi si chiedesse un commento a quel proposito, e sentivo da parte di chi mi faceva le domande un misto di rassegnazione e speranza, preoccupazione per la mazzata finale e il desiderio che qualcosa possa funzionare almeno un po'.

La tesi molto provocatoria dell'autrice dell'articolo, la giornalista Krithika Varagur, era che è perfettamente normale spendere buona parte dello stipendio in prodotti per la cura della pelle, «ma è una truffa. Deve esserlo. La pelle perfetta è irraggiungibile perché non esiste. L'idea che dovremmo averla e allo stesso tempo volerla è uno spreco di tempo e denaro». Quindi, continua Varagur, «prima di iniziare un regime di *skincare* militante, pensa al motivo per cui lo vuoi fare e chiediti perché ti sembra un bene a prescindere».[20]

L'articolo di Varagur ha generato una cascata di risposte arrabbiate e indignate che hanno tenuto alto il dibattito su questi temi per settimane, ma c'è un passaggio che mi ha colpito molto e che credo centri il punto più di altri. La giornalista scrive che sembra un po' che «l'obiettivo finale di un regime di *skincare* non sia avere una pelle perfetta, ma sia il regime stesso».

Queste routine, con tutti i loro prodotti e i loro passaggi, con i riti e le promesse, ci danno contemporaneamente la speranza di diventare quello che vorremmo e di avere il controllo su processi che sono molto naturali, come l'invecchiamento, la puzza o le dimensioni dei pori, e che sono poco *controllabili*.

Nei primi mesi della pandemia di Covid-19, quando tutti navigavamo nella nebbia fitta dei pochi dati e delle tante incognite, l'allora ministro per gli Affari regionali Francesco Boccia ha dichiarato che dalla scienza lui pretendeva «certezze inconfutabili» e non tante opzioni tra le quali scegliere. «Pretendiamo chiarezza, altrimenti non c'è scienza» sosteneva il ministro facendosi portavoce delle aspettative che tutti noi abbiamo nei confronti della scienza e degli scienziati. Vogliamo che la scienza ci dica che cosa fare, applaudiamo chi ci dà regole precise, chi ci dice che cosa usare e che cosa evitare, diamo un valore incredibile ai protocolli, all'ordine, alle tempistiche. Non per niente «funzionano» molto bene quegli esperti che si sbilanciano, che esprimono opinioni nette e non importa se poi se le rimangiano dopo pochi giorni o settimane. Quello che importa è avere qualcuno che ci dia una «certezza inconfutabile». Se poi la confuta, pazienza, ne troveremo un'altra.

Questo fenomeno di medicalizzazione dei cosmetici viene sfruttato da alcuni professionisti per ergersi a punti di riferimento, per far passare l'idea che servano una laurea e molta esperienza per scegliere il cosmetico migliore. Anche perché nei cosmetici, oltre alle promesse, si nascondono molte insidie, no?

Mio caro deodorante

A guardare la letteratura scientifica, l'invenzione dei deodoranti la dobbiamo far risalire al 1916 con la pubblicazione, sulla prestigiosa rivista medica «JAMA», di uno studio condotto dal dermatologo di Chicago Arthur W. Stillians. La soluzione testata dal medico era una lozione a base di cloruro di alluminio, simile a quella messa a punto dal padre di Edna Murphey, che dichiarava di aver usato «in venti casi e non ha mai mancato di dare sollievo»,[21] compreso Mr B, un agente assicurativo di trentaquattro anni che aveva seri problemi di iperidrosi, cioè di produzione eccessiva di sudore, che gli rendevano la vita e il lavoro molto difficili.

In quegli anni si cercava di curare il sudore eccessivo con l'esposizione ai raggi X, quindi non stupisce che si cercassero alternative più sicure. Il cloruro di alluminio qualche problema lo dava, soprattutto perché per poter essere disciolto necessitava di una soluzione acida che poteva provocare pruriti e irritazioni, ma niente in confronto alle conseguenze di un bombardamento con radiazioni ionizzanti.

Quella di Stillians, però, non era una vera e propria invenzione. I deodoranti esistevano già da una trentina d'anni e da almeno dieci esisteva la categoria specifica degli antitraspiranti a base proprio di cloruro di alluminio. È del 1888 il primo deodorante commerciale della storia, il Mum, che agiva specificamente sull'odore cercando di coprirlo con fragranze profumate e neutralizzarlo con sostanze ad azione antibatterica come l'ossido di zinco.

Mentre nel 1903 è arrivato l'Ever Dry, il «sempre asciutto», un antitraspirante che usava le proprietà dei sali di alluminio per limitare la produzione di sudore. Il cloruro di alluminio, infatti, a contatto col sudore, gelatinizza e ostruisce, almeno parzialmente, le ghiandole sudoripare.

Le due grandi innovazioni in questo settore risalgono entrambe a metà del secolo scorso. Una ha risolto il problema dell'acidità che rendeva i primi antitraspiranti molto irritanti. L'idea è venuta nel 1941 al chimico e inventore Jules Montenier che, aggiungendo delle molecole chiamate «nitrili» per stabilizzare la soluzione di cloruro di alluminio senza dover ricorrere all'acidità, è arrivato alla produzione dello Stopette, il primo antitraspirante «moderno» con una formulazione simile a quelle che possiamo trovare ancora oggi e un sistema di erogazione a spruzzo.

Qualche anno dopo, l'azienda di Elizabeth Arden metteva sul mercato una versione migliorata degli antitraspiranti che utilizzava il cloridrato di alluminio, un sale un po' meno efficace del cloruro nell'ostruire i pori, ma decisamente più stabile e meno irritante.

La seconda grande innovazione ha risolto un altro problema dei primi deodoranti, quello dell'applicazione. All'epoca si parlava soprattutto di lozioni, quindi soluzioni liquide da mettere in gocce sotto le ascelle o di creme da spalmare con le mani: il tutto era un po' macchinoso. La giovane chimica del West Virginia Helen Barnett, approdata a New York alla fine degli anni Quaranta per lavorare alla Bristol Myers, l'azienda che nel 1931 aveva acquisito la Mum, ha avuto un'intuizione geniale. Osservando le penne a sfera inventate e messe sul mercato in quel periodo si è detta che poteva valer la pena provare a sfruttare quel sistema anche per i deodoranti, inserendo una sfera di plastica nella bocca del flacone in modo che una volta premuta contro la superficie dell'ascella potesse rilasciare una piccola quantità di lozione deodorante, senza impiastricciarsi le mani ogni volta. Era il 1952 e nasceva il Ban Roll-On, una versione «comoda» del Mum che ha segnato la storia e ha influenzato il mercato venendo poi adottato praticamente da tutta la concorrenza e arrivando fino ai giorni nostri.

Un risvolto curioso di questa invenzione lo riporta Sali Hughes, autrice di *Pretty Iconic*, un libro che raccoglie i prodotti cosmetici che per un motivo o per l'altro hanno fatto la storia. «L'invenzione di Barnett ha involontariamente offerto altri benefici alle donne che ne fanno uso» scrive Hughes, perché «la forma ergonomica e arrotondata del cappuccio di plastica è diventata un *sex toy* improvvisato. Pensavo che questa scoperta fosse merito della mia generazione, ma una veloce ricerca su Google mi ha dimostrato che non è così. L'eredità del Mum è passata in maniera silente di generazione in generazione fin dai tempi delle nostre nonne.»

L'ultima grande svolta, per ora, nella storia dei deodoranti è arrivata negli anni Novanta, grazie al lavoro instancabile di uno scienziato del Monell Chemical Senses Center di Philadelphia, George Preti, che ha dedicato tutta la sua vita professionale allo studio degli odori corporei e al loro possibile impiego, come strumento diagnostico, per esempio, o per contrastarli. Ebbene, Preti ha scoperto una molecola chiamata acido 3-metil-2-esenoico che è tra le principali responsabili della puzza di sudore. Lavorando con i suoi colleghi, Preti è riuscito a brevettare un sistema di molecole che vanno a occupare i recettori presenti nel nostro naso dedicati all'acido 3-metil-2-esenoico, quindi noi continuiamo a puzzare alla stessa maniera, ma il naso non se ne accorge perché il sistema sensoriale per sentire l'odoraccio di sudore è occupato a sentire altro. Un approccio geniale che scardina completamente quello classico – e un po' contro natura – dei deodoranti che agiscono per coprire gli odori con profumi o per eliminare il problema alla fonte attraverso la regolazione della popolazione microbica o della quantità di sudore emesso. Quello di Preti è un approccio da *hacker*, che conosce il codice – in questo caso la chimica e la neurobiologia dei sensi – e lo sfrutta per produrre un risultato che è più naturale che mai.

Come avrete ormai capito la storia delle invenzioni cosmetiche mi appassiona. Fin da quando ho iniziato a occuparmene anni fa ho sempre apprezzato la genialità delle ricercatrici e dei ricercatori che hanno tirato fuori dal cappello la soluzione a un problema, magari prendendo ispirazione da settori differenti – come nel caso del roll-on ispirato alla penna a sfera. Più di tutto mi piace vedere come le scoperte in una disciplina impattino sulla società e servano come rampa di lancio per gettare lo spirito della conoscenza ancora un po' più in là. Ma lo studio della storia delle invenzioni ci permette anche di collocare quelle nuove sulla linea del tempo per capire se siamo davvero di fronte a qualcosa di inedito e innovativo o se invece si tratta di minestra riscaldata.

Nel caso del deodorante non-deodorante che sta sconvolgendo le ascelle più rivoluzionarie, la linea del tempo si ferma subito, al 1888, con un deodorante in crema, senza sali di alluminio ma con ossido di zinco come agente battericida, che gli assomiglia molto.

Funzionava il Mum e funzionano questi nuovi deodoranti «naturali», ma non riducono la sudorazione, come riportano alcune recensioni negative che si trovano in giro per la rete. Se il problema è l'ascella pezzata, questi prodotti non sono giusti. Lavorano sulla popolazione batterica, andando a ridurla grazie all'ossido di zinco e all'argento micronizzato.

Il misterioso cristallo antisudore

«La pietra della purezza» lo definisce il libro *An Atlas of Natural Beauty: Botanical Ingredients for Retaining and Enhancing Beauty* narrando delle sue origini nelle miniere in Siria «dove le rocce affiorano in superficie».[22] Usato nella medicina tradizionale, «naturalmente astringente e antisettico, è il dopobarba usato tradizionalmente dai barbieri». Purifica l'acqua e in Marocco è usato per scacciare il malocchio e praticamente tutti se ne servono come antitraspirante naturale in contrapposizione ai deodoranti classici con alluminio. Lo troviamo in commercio con nomi diversi, dal più comune «allume di rocca» ad «allume di potassio», a «cristallo di potassio», ci piace che non sia profumato, che sia solido, che non abbia imballaggi (anche se alcune versioni ormai sono state incapsulate in contenitori di plastica), che duri a lungo e che funzioni. Perché, in effetti, l'allume di rocca è un buon antitraspirante e un astringente. Ma sapete perché? Perché quel minerale che affiora nelle miniere siriane, così come in alcune miniere italiane, non è altro che un sale di potassio e alluminio. Per la precisione è un solfato doppio di alluminio e potassio dodecaidrato.

Quindi è vero che funziona, ma funziona perché contiene alluminio che, a contatto col sudore, gelatinizza e forma un tappo che ottura parzialmente la ghiandola sudoripara. Né più né meno degli antitraspiranti commerciali.

Ho svelato nelle mie storie su Instagram la composizione chimica del cristallo antisudore e una lettrice mi ha subito chiesto se dovesse buttarlo, visto che contiene il famigerato alluminio. A pensarci, la sua reazione non è poi così strana. Molte persone comprano l'allume di rocca perché viene percepito come la versione naturale, e quindi sicura, dei deodoranti commerciali che sono «pieni di chimica». Il fatto che si tratti di un cristallo, dunque di un oggetto solido, dà inoltre l'idea che non ci sia trasferimento di materiale dal cristallo alle nostre ghiandole. Scoprire che da quel cristallo si staccano sali di alluminio che vanno a tappare i pori con lo stesso identico meccanismo usato dagli antitraspiranti spiazza e fa sentire immediatamente meno sicuri.

Io vorrei proporvi, però, un ragionamento opposto. I chimici che hanno formulato i primi antitraspiranti molto probabilmente si sono ispirati alla tradizione e alla natura. L'uso dei cristalli di allume di potassio era noto fin dall'antichità, come abbiamo visto, sia nella loro forma intera sia in polvere o da usare come pasta. Per un chimico, un minerale non è altro che un aggregato di atomi disposti in un certo modo. Capire di che atomi si tratti e come sono disposti è una sfida scientifica che permette, una volta risolta, di pensare ad applicazioni e variazioni sul tema. Quindi, è vero che l'allume di rocca contiene alluminio proprio come gli antitraspiranti commerciali, ma sono i deodoranti commerciali a essersi ispirati alla natura per aiutarci nella nostra personale battaglia contro il sudore e la puzza, non il contrario.

I terribili due: alluminio e parabeni

Il cancro è una brutta bestia. Quando viene diagnosticato uno dei primi pensieri è quello della ricerca del colpevole. Sarà qualcosa che ho mangiato? Sarà per la vita che faccio? O forse il lavoro? A volte un colpevole c'è, come per i mesoteliomi, che nel 90% dei casi sono provocati dall'esposizione all'amianto, o il tumore al polmone per il quale la correlazione con il fumo è determinante. Ma il più delle volte i confini sono sfumati. Sappiamo che c'è un'importante componente genetica, sappiamo che lo stile di vita può influire, ma sappiamo anche che molto avviene per caso, per una concomitanza di eventi che non siamo ancora in grado di ricostruire del tutto. Non stupisce quindi che per trovare il colpevole del tumore al seno, il più diffuso fra i tumori femminili, si sia guardato proprio ai deodoranti. In rete, sui media e a volte anche negli ambulatori circolano voci sulla cancerogenicità di questi prodotti. Perlopiù si parla dei deodoranti in generale, in altri casi si individuano dei colpevoli specifici, dall'alluminio ai parabeni.

Andando a ritroso alla ricerca della nascita di queste idee si arriva a una lettera che ha dato il via a una classica catena di Sant'Antonio, partita negli Stati Uniti negli anni Novanta e arrivata da noi qualche tempo dopo, e il cui contenuto era grosso modo questo: gli antitraspiranti impediscono alle ghiandole sudoripare di eliminare le tossine causandone l'accumulo nei linfonodi dell'ascella e provocando quindi mutazioni cellulari che prima o poi portano al cancro al seno. Nella lettera veniva rincarata la dose dicendo che le microlesioni provocate dalla rasatura potevano peggiorare la situazione permettendo alle sostanze chimiche contenute nei deodoranti di penetrare più facilmente nel nostro corpo. Nella versione italiana, analizzata da Paolo Attivissimo sul suo blog, la lettera risultava firmata da «Gabriela Casanova Larrosa, Prof. Assistent du Departement de Biologie

Cellulaire de la Faculte de Sciences de la Republique Orientale D'Uruguay», che effettivamente esiste e ai tempi lavorava all'Università di Montevideo. Attivissimo le ha scritto per chiederle chiarimenti sulla lettera e la risposta della ricercatrice uruguaiana è eloquente: «Caro Paolo, non sono io la fonte del messaggio riguardante il tumore al seno e gli antitraspiranti. È una menzogna». La professoressa ipotizza che qualcuno abbia preso la sua firma da una mail e l'abbia «aggiunta in fondo alla diceria per renderla più credibile. E poi si sia divertito a vedere con che velocità si diffonde».[23]

Sul piano scientifico quella lettera non ha nessun fondamento. È vero che gli antitraspiranti riducono la sudorazione tappando le ghiandole sudoripare, ma parliamo di un'ostruzione parziale che va dal 20 al 50%. È una riduzione della sudorazione, non un blocco totale (che a volte farebbe anche comodo). Inoltre, non sudiamo solo dalle ascelle e le tossine le eliminiamo principalmente attraverso il lavoro dei reni e del fegato che sono i veri organi «detox» del nostro organismo. Ma pur non avendo alcun fondamento scientifico ha girato e gira ancora grazie al passaparola, facendo leva sulle paure, proliferando nel terreno fertile della confusione e sfruttando il nostro scarso spirito critico – perché non tutti siamo come Paolo Attivissimo, che ha scritto all'autore in persona della lettera, della mail o del post. Ma quando capita che qualcuno lo fa si scopre che dietro c'è sempre qualcun altro che queste notizie le crea ad arte e le lancia nella rete sapendo che troverà molti pesci pronti ad abboccare.

Nella trappola è caduta, inaspettatamente, Philippa Darbre – una scienziata inglese, vecchia conoscenza per chi si occupa di scienza dei cosmetici –, che un giorno ha ricevuto la lettera in questione o una delle tante copie che circolavano e ha iniziato a indagare. Ma non come ha fatto Paolo Attivissimo. Philippa Darbre ci ha creduto. O meglio, ha trovato nella lettera la conferma dei suoi sospetti. Ho parlato di lei nel mio libro *Il trucco c'è e si vede* raccontando di come è riuscita a costruire il mito dei parabeni cancerogeni basandosi su uno studio del 2004 incompleto, poco convincente e smentito, ma sufficiente a farle dichiarare alla stampa di aver smesso di utilizzare i deodoranti in seguito alle sue scoperte. In breve, Darbre aveva analizzato le biopsie di una ventina di donne operate per rimuovere un tumore al seno e in tutti i campioni aveva individuato la presenza di parabeni, una classe di conservanti molto utilizzata nei cosmetici, ma anche negli alimenti. Lo studio era molto preliminare, era stato effettuato su un campione troppo piccolo di persone e senza quello che gli scienziati chiamano «controllo» – l'analisi di campioni di tessuto sano provenienti dalle stesse pazienti – per capire se i parabeni erano presenti solo nelle cellule tumorali, se potevano essere in qualche modo collegati all'insorgenza del tumore. Quando, negli anni successivi, altri gruppi di ricerca hanno effettuato studi più accurati, l'ipotesi dei parabeni cancerogeni è stata scartata definitivamente. Ma Philippa Darbre ha continuato a sostenere la sua tesi nonostante le prove le dimostrassero il contrario. Questo è quello che capita quando uno scienziato si innamora della propria idea e perde di vista il fine ultimo della ricerca, che non è la conferma di un proprio pensiero o di una propria posizione, ma la descrizione della realtà o della sua approssimazione più vicina, anche quando quella realtà non piace.

Non paga di aver segnato la fine, a livello di opinione pubblica, dei parabeni e aver fatto nascere un florido mercato del «senza parabeni», Philippa Darbre ha spostato le sue attenzioni anche sull'alluminio, e vi confesso che sono stata tentata di prendere il capitolo dedicato alla vicenda dei parabeni scritto per il mio libro precedente, fare un «trova e sostituisci» con parabeni e alluminio, e riproporvelo così, perché sia le premesse sia l'approccio sia, purtroppo, gli errori sono gli stessi dell'altra volta.

Mettiamoli in fila partendo proprio dal primo studio pubblicato nel 2005, un anno dopo quello sui parabeni, nel quale lanciava l'idea di un collegamento tra l'alluminio contenuto nei deodoranti e l'aumento dell'incidenza di tumori al seno.

Philippa Darbre ha somministrato una soluzione di sali di alluminio a cellule mammarie in coltura andando poi a misurare le differenze nella capacità di crescita delle cellule o nella loro abilità di rispondere agli estrogeni. Gli studi *in vitro* come questi sono fondamentali in biologia molecolare per comprendere i dettagli dell'azione di una sostanza sul macchinario cellulare oppure per capire se potrebbe verificarsi quella che viene chiamata «plausibilità biologica» – cioè se, almeno a livello teorico, una certa azione potrebbe essere plausibile. Ma sono studi che, da soli, non dicono nulla perché si tratta comunque di sistemi in qualche modo artificiali. Le cellule utilizzate sono cellule «immortalizzate», ossia trattate per replicarsi all'infinito a partire, in questo caso, da una biopsia di un tumore al seno effettuata negli anni Settanta del secolo scorso; la soluzione di sali di alluminio somministrata è molto più concentrata rispetto a quel poco che può davvero essere assorbito dalla pelle ed è disciolta direttamente in coltura a contatto con le cellule – una condizione che, all'interno del nostro organismo, non avviene. Inoltre, un'alterazione della crescita o della capacità di rispondere agli estrogeni non dimostrano che l'alluminio provochi l'insorgenza di un tumore. Insomma, esperimenti come questo possono essere un buon punto di inizio, ma non sono mai un punto di arrivo.

Il gruppo di Philippa Darbre ha continuato a lavorare sul tema producendo negli anni molti studi. Nel 2007, per esempio, ha misurato la quantità di alluminio all'interno di cisti mammarie supponendo che le cisti siano provocate dall'ostruzione delle ghiandole sudoripare, e nel 2009 e nel 2011 l'alluminio lo ha trovato nei capezzoli di donne con un tumore al seno: ma si tratta sempre di studi parziali, effettuati su campioni piccoli, di una decina di persone, e con molti limiti a partire dalla progettazione.

Quando quegli stessi studi sono stati condotti da altri gruppi di ricerca con metodi più rigorosi, i risultati sono stati diversi e molto meno netti. La presenza di alluminio è stata rilevata anche nei tessuti sani di donne con tumore al seno e non è emersa nessuna prova schiacciante per emettere la sentenza nei confronti dell'alluminio nemmeno dagli studi epidemiologici – quelli che indagano le abitudini di gruppi o popolazioni per cercare di capire se possano o meno essere collegate a malattie.

Già nel 2002, nel primo studio epidemiologico sul tema, partito dalla volontà degli autori di rispondere alle voci che stavano iniziando a circolare sulla cancerogenicità dei deodoranti, era stato dimostrato che l'uso di questi prodotti non aumenta il rischio di insorgenza del tumore al seno. I ricercatori hanno confrontato le abitudini di quasi ottocento donne a cui era stato diagnosticato un tumore al seno con quelle di altrettante donne sane notando che in entrambi i gruppi c'era chi utilizzava deodoranti e chi non li utilizzava in proporzioni simili.[24]

Da lì in avanti gli studi di tipo epidemiologico sono stati molti, spesso con risultati dubbi e a volte anche contrastanti. Nel tentativo di fare ordine, un gruppo di ricerca dell'Università di Nizza, in Francia, nel 2008 ha fatto quella che viene chiamata «metanalisi», cioè ha messo assieme tutti gli studi effettuati fino a quel momento, li ha confrontati e pesati in base al rigore e ha cercato di tirar fuori una conclusione.[25] Sono stati analizzati cinquantanove studi, molti sono stati scartati perché contenevano errori evidenti di metodo. Può sembrare strano per chi mastica poco la scienza, ma purtroppo quello della pubblicazione di studi che non possono dimostrare nulla perché pensati e realizzati male è un grosso problema che cresce con il tempo e con la pressione a pubblicare per ottenere fondi e scatti di carriera. Questo è anche il motivo per cui uno dei mantra di chi fa il mio lavoro è: «Uno studio non fa primavera». Ogni studio racconta un pezzetto della storia complessiva. Magari lo studio che esce oggi contraddice quello che è uscito ieri e verrà ridimensionato da quello che uscirà domani. Uno sarà fatto benissimo e un altro invece sarà scarso. Uno studio sarà finanziato da un'azienda con un chiaro interesse commerciale, mentre un altro avrà sfruttato fondi pubblici. Quando esce uno studio nuovo, quindi, quello che bisogna fare è andare a vedere come si colloca all'interno del quadro generale, quello che viene chiamato consenso scientifico, cioè lo stato dell'arte della conoscenza su quel tema.

Se, per esempio, viene pubblicato uno studio che dimostra che il Gin Tonic fa dimagrire, la prima domanda che bisogna farsi non è quanto dista il negozio più vicino per comprare gin e acqua tonica, ma in che modo questo studio si colloca all'interno del consenso scientifico sugli effetti dell'alcol sul metabolismo. Scopriremo che è dimostrato in maniera incontrovertibile che l'alcol è molto calorico e che non c'è verso che possa far dimagrire, quindi molto probabilmente lo studio in questione sarà stato condotto male o creato ad arte, magari sponsorizzato da un'azienda che produce distillati.

Questo esempio potrà sembrarvi esagerato e sciocco, ma è successo davvero che circolasse un comunicato stampa che annunciava la pubblicazione di uno studio sugli effetti dimagranti di questo cocktail. Era il primo aprile 2018 e moltissime testate giornalistiche, anche illustri, ci sono cascate in pieno senza porsi la domanda sul contesto, senza fare neanche una verifica, senza neppure dare un'occhiata al calendario.

Tornando all'alluminio e alla metanalisi volta a capire quanto fossero forti le prove a carico della sua colpevolezza, il gruppo di ricerca francese che ha condotto lo studio ha concluso che «non è stata identificata alcuna prova scientifica a sostegno dell'ipotesi [che i deodoranti provochino i tumori al seno] e nessuna ipotesi convalidata sembra in grado di aprire la strada a interessanti vie di ricerca»,[26] che è un po' la versione scientifica del «prendi e porta a casa», confermata da analisi simili condotte dalle autorità sanitarie europee e statunitensi. Il Comitato scientifico per la sicurezza dei consumatori è arrivato alla conclusione che «l'alluminio e i suoi composti non risultano avere potenziale cancerogeno».

A questo punto, potremmo pensare che Philippa Darbre si sia messa l'anima in pace, ma in realtà la sua personale battaglia continua e la dimostrazione che si tratta ormai di una battaglia ideologica sta nel fatto che nonostante le prove raccolte dai gruppi di ricerca di mezzo mondo abbiano scartato molte delle sue ipotesi, lei continui a riproporle. L'ultimo studio che ha pubblicato sull'alluminio è del 2019 e leggendolo si ritrovano le stesse premesse e le stesse ipotesi del primo studio, come se nulla fosse successo nel frattempo. Ma forse è proprio così. Per lei non è cambiato nulla, se non che altri potenziali nemici si sono aggiunti alla lista dei colpevoli: i pesticidi, gli additivi alimentari, le plastiche. Il cancro è una brutta bestia, dicevamo. Ma lo è anche non riuscire a trovare pace.

È la dose che fa il veleno

Gli antitraspiranti non sono gli unici cosmetici a contenere alluminio: lo troviamo anche nei rossetti, come base per quei pigmenti chiamati lacche e nei dentifrici dove svolge un'azione abrasiva. Allo stesso modo di molti altri metalli, l'alluminio è guardato con sospetto dagli enti regolatori. Sappiamo che assunto in grandi dosi è tossico per l'organismo, abbiamo dei valori di riferimento per gli alimenti proposti dall'Autorità europea per la sicurezza alimentare, sappiamo che possiamo assumerlo attraverso l'acqua che beviamo o come contaminante «naturale» nei cibi oppure per la migrazione attraverso padelle e contenitori, ma come ci comportiamo con i cosmetici dove l'assunzione, se avviene, avviene per assorbimento attraverso la pelle?

Gli studi per cercare di trovare una risposta a questa domanda sono iniziati una ventina di anni fa. Il primo, quello che ha segnato il percorso che ci ha portati fino alle conoscenze attuali, risale al 2001, ed è stato pubblicato sulla rivista «Food and Chemical Toxicology» a opera di un gruppo di ricercatori dell'Università della Pennsylvania.[27] Gli autori hanno spalmato una soluzione di cloridrato di alluminio reso radioattivo sotto le ascelle di due volontari che sono poi stati seguiti per sette settimane raccogliendo man mano campioni di sangue e urine. L'utilizzo di una soluzione radioattiva permette di tracciare il viaggio dell'alluminio attraverso l'organismo. Se si rileva radioattività nel sangue o nelle urine significa che un po' dell'alluminio spalmato è stato assorbito e portato in circolo. I risultati di questo primo e preliminare studio indicavano che solo lo 0,012% dell'alluminio applicato era stato assorbito attraverso la pelle, circa 1/200 dell'assorbimento che si avrebbe con l'assunzione alimentare. Risultati incoraggianti anche se decisamente poco significativi perché effettuati su un campione troppo piccolo (solo *due* persone) e con modalità di esposizione non realistiche visto che si trattava di un'unica applicazione.

Dati un po' più consistenti sono arrivati grazie a uno studio francese dell'Università di Nantes effettuato nel 2012 su pelle umana ottenuta da operazioni di chirurgia estetica sulla quale sono stati spalmati tre prodotti antitraspiranti contenenti sali di alluminio in tre formulazioni differenti: un roll-on, uno stick e uno spray.[28] I risultati, anche qui, erano incoraggianti e in linea con quelli precedenti, ma sollevavano una preoccupazione sull'assorbimento di alluminio attraverso la pelle danneggiata da abrasioni o irritazioni. Poiché si trattava pure in questo caso di dati parziali ottenuti su pelle non vascolarizzata, le autorità hanno deciso di guardarci più a fondo e si sono messe al lavoro chiedendo all'industria e alle altre parti interessate di produrre studi in grado di dare risposte più complete.[29] È così partito un lavoro di revisione da parte del Comitato scientifico per la sicurezza dei consumatori, durato sei anni e conclusosi solo a fine 2020.

Grazie ai nuovi studi, condotti su campioni più ampi e in condizioni paragonabili a quelle d'uso tipiche di un deodorante, si sono potute escludere molte delle preoccupazioni sorte in prima battuta. Si è visto che l'alluminio assorbito attraverso la pelle è marginale rispetto a quello assunto per via alimentare, e le analisi approfondite di tossicologia hanno permesso di arrivare a definire dei «valori soglia» per le diverse formulazioni: il 6,25% nei deodoranti non spray, il 10,6% nei deodoranti spray, il 2,65% nei dentifrici e il 14% nei rossetti.

Si tratta di valori soglia calcolati in modo che siano un centinaio di volte superiori al valore minimo che è risultato essere problematico considerando l'esposizione complessiva, quindi anche quella determinata dall'alimentazione, una pratica diffusa nell'approccio cauto dell'Unione europea nei confronti degli ingredienti e dei prodotti in generale e che ci dice che, sì, possiamo utilizzare sostanze pericolose, anche sostanze tossiche come l'alluminio, ma se restiamo al di sotto di questi valori possiamo stare tranquilli.

Naturale è meglio?

Giunti a questo punto del nostro racconto sui deodoranti potreste dirmi che vanno bene gli studi che ridimensionano le paure, vanno bene le considerazioni sulla nostra fisiologia, va bene che ci siano degli enti a vigilare sulla nostra sicurezza, ma perché rischiare quando possiamo scegliere un prodotto naturale, che pur non contenendo alluminio funzioni abbastanza bene? Non è meglio scegliere il non-deodorante che va di moda su Instagram – ricordiamolo, senza «alluminio, parabeni, petrolati e altri prodotti chimici» – e tutti i suoi simili che stanno andando per la maggiore, dato che contengono solo ingredienti di origine vegetale o minerale, non tappano le ghiandole sudoripare, non alterano la nostra fisiologia e non sono problematici?

Ecco, no, mi spiace deludervi, ma l'ossido di zinco così come l'argento micronizzato di cui sono composti non sono innocui e sono sotto costante esame delle autorità. Il 24 febbraio 2018, per esempio, è entrato in vigore il regolamento 2017/1413 che vieta l'uso dell'ossido di zinco nelle «applicazioni che possano comportare un'esposizione dei polmoni dell'utilizzatore finale per inalazione».[30]

Una quindicina di anni fa, le aziende produttrici avevano chiesto l'autorizzazione a inserire l'ossido di zinco, che era già utilizzato come colorante, nell'elenco dei filtri solari. I filtri solari e i coloranti, assieme ai conservanti, sono le categorie sotto osservazione costante dalla Commissione europea e gli ingredienti che li compongono sono elencati negli allegati IV (coloranti), V (conservanti) e VI (filtri solari) del Regolamento europeo 1223/2009 in cui sono indicate, per esempio, la dose massima di utilizzo o le limitazioni all'applicazione. Se un ingrediente non compare in quelle liste non può essere utilizzato come tale.

L'ossido di zinco è uno degli ingredienti «storici» della cosmesi. Lo si è sempre usato, ma questo non è garanzia di sicurezza. Tanto che nel 2003 il Comitato scientifico per la sicurezza dei consumatori ha espresso un parere negativo sul suo utilizzo come filtro solare nonostante lo ritenesse invece sicuro come colorante.[31]

Il parere negativo derivava dalla mancanza di dati affidabili sulla sua sicurezza alle condizioni d'uso delle creme solari (quindi in quantità elevata, fino al 25% del totale), e visto che l'Europa applica il principio di precauzione (quello *vero*, non quello «creativo» che vendono in certi forum e che vorrebbe veder vietato tutto, tranne le cose che piacciono, ovviamente), l'ossido di zinco come filtro solare è stato messo in panchina per anni, in attesa di nuovi dati.

Era quindi presente nell'allegato IV, come colorante, senza limitazioni, ma non nel VI. Questa situazione è rimasta stabile fino all'aprile del 2016, quando la Commissione europea ha raccolto il nuovo parere del Cssc, questa volta positivo, e ha concesso all'ossido di zinco di entrare a far parte dei filtri solari.

Tutto a posto, dunque?

Allora, intanto la Commissione ci ha messo quattro anni a legiferare. Il parere del Comitato era del 2012 e riguardava sia l'ossido di zinco «classico» sia quello «nano» che nel frattempo aveva fatto il suo ingresso in scena. Il Cssc aveva il compito di stabilire se, alla luce dei nuovi dati a disposizione, i due ingredienti fossero sicuri se usati come filtri solari, ma doveva anche segnalare se, nel frattempo, erano emersi motivi di preoccupazione per l'uso dell'ossido di zinco come ingrediente in altri tipi di formulazioni. Le conclusioni dicono che l'uso di ossido di zinco nano o non nano come filtro solare è ragionevolmente sicuro.

Per quanto riguarda il suo uso come colorante continua a essere sicuro, ma «poiché l'esposizione a particelle di ossido di zinco provoca un'infiammazione ai polmoni, l'uso di questo ingrediente nei prodotti che possono essere inalati desta preoccupazione».[32]

Questo, nella lingua degli enti regolatori europei, significa «mettetelo in panchina per quei prodotti finché non spuntano altri dati».

Il risultato è stato che la Commissione nel 2016 ha emendato il Regolamento 1223/2009 inserendo nell'allegato VI (quello dei filtri solari) sia l'ossido di zinco sia l'ossido di zinco nano, indicandone la concentrazione massima di utilizzo (25%) e le limitazioni: «Da non usare nelle applicazioni che possano comportare un'esposizione dei polmoni dell'utilizzatore finale per inalazione».

La stessa dicitura che è stata aggiunta adesso nell'allegato IV, quello dei coloranti, ma la fonte è sempre il parere del Comitato del 2012 e riguarda, ovviamente, anche l'uso dei deodoranti.

Che cosa significa che non può essere utilizzato nelle applicazioni che possono «comportare un'esposizione per inalazione»?

Per il Cssc vuol dire «spray», ma per la Commissione e per il Regolamento che, ricordiamolo, cercano di garantire più sicurezza possibile, ha un significato più ampio.[33]

Per capirci qualcosa ho intervistato ancora Roberto Gorni di Cosmetica Italia, che dice che «una polvere compatta (come il fondotinta) non è coinvolta dalla restrizione, ma una cipria le cui particelle solide possono disperdersi nell'aria potenzialmente sì. Stessa cosa per i liquidi: tutti i prodotti nebulizzati (aerosol pressurizzati o spray non pressurizzati) sono da considerare inalabili, mentre una schiuma da barba (anche se pressurizzata) non può condurre a esposizione inalatoria».

Un deodorante in crema contenente ossido di zinco può quindi essere utilizzato, ma non troverete in commercio deodoranti spray contenenti ossido di zinco perché quell'uso non è consentito dal Regolamento in quanto potenzialmente rischioso per la salute.

Per concludere, cosa abbiamo imparato da questa storia? Che la cosa più naturale da fare è sudare e puzzare! Scherzo, abbiamo imparato che nella nostra eterna lotta per andare contro natura, un deodorante o in generale un cosmetico che viene percepito come *naturale* non è che non contenga ingredienti problematici. Tutti gli ingredienti in qualche modo sono problematici, ma fortunatamente vengono passati al vaglio dal Regolamento cosmetico affinché si trovi la dose o la modalità di utilizzo giuste, grazie alle quali non rappresentino un rischio per la nostra salute. Anche gli ingredienti naturali, come abbiamo visto, possono provocare danni se inalati, possono essere un problema se superano determinate quantità e possono provocare irritazioni o reazioni allergiche.

Per fortuna esiste la scienza, che non fa miracoli, non rende innocuo ciò che è pericoloso, ma ci permette di conoscerlo, contenerlo o trovare alternative.

III

Tra fascino e consapevolezza

Il fascino della natura

Come abbiamo visto nel primo capitolo, il trend della *Clean beauty* si inserisce in una corrente più ampia, che investe anche altri ambiti, dalla medicina all'alimentazione: è la moda del prodotto «naturale», che va a braccetto con l'idea che «la chimica fa male», mentre la natura non può mai essere nociva. E il marketing furbacchione ha imparato a sfruttare questo trend per lanciare prodotti «naturali» che di naturale hanno ben poco.

Un esempio tra tutti è quello del veleno di vipera, ingrediente che rimanda a un immaginario che attinge al mondo dei trattamenti di medicina estetica a base di botulino e altre tossine paralizzanti. Le creme al veleno di vipera hanno l'obiettivo di distendere la pelle, inibire la mimica facciale e quindi prevenire la formazione di rughe. Se ve ne capita una fra le mani, però, fate caso agli ingredienti. Non troverete la tossina *naturale* del veleno di vipera che prende il nome di Waglerin-1, ma il Syn-Ake, dal nome evocativo che ricorda lo *snake*, il serpente in inglese. Questa sostanza non è altro che un peptide sintetizzato nei laboratori delle aziende chimiche che la producono, e composto da tre amminoacidi (contro i ventidue della Waglerin-1) che riescono comunque a non avere nulla in comune con la sequenza della tossina. Insomma, si tratta di qualcosa di diverso che non deriva dal veleno di vipera e non può nemmeno, per legge, avere la stessa efficacia del veleno di vipera, ma con un abile gioco di mimetismo fatto di disegni di vipere sulle confezioni e descrizioni creative ce lo fa sembrare.

Tolti questi casi estremi – e un po' truffaldini – resta il fatto che sempre più persone tra un prodotto percepito come naturale e l'equivalente chimico preferiscono «non correre rischi inutili» e scegliere il primo. Questo, però, come vedremo, non sempre comporta la scelta migliore dal punto di vista della salvaguardia della natura.

Ma prima di addentrarci in questioni etiche, proverò a dare una risposta alla domanda che tutti mi pongono: il prodotto «naturale» funziona lo stesso? E per farlo parto da due ingredienti di gran moda: l'olio di ricino e la bava di lumaca.

Ciglia e olio di ricino

Ogni volta che chiedo alla mia community di Instagram di farmi delle domande arriva puntuale quella sull'olio di ricino: è vero che fa crescere le ciglia e i capelli? Ormai è una certezza, un tormentone. Ogni volta rispondo, spiego, rimando a testi e video, ma sono sicura che la volta successiva tornerà come in un continuo giorno della marmotta – che a peli sta messa bene, in effetti.

«Per attivare la crescita delle ciglia» recita il libro *An Atlas of Natural Beauty*, già citato poco prima, «ricoprile alla base con un po' di olio di semi di ricino. Applicalo, meticolosamente ma senza troppo zelo, usando un cotton-fioc o un pennellino per mascara. La mattina successiva, dopo il lavaggio, applica sugli occhi due dischetti di cotone imbevuti di acqua tiepida o di idrolato di fiordaliso, che li decongestionerà e rimuoverà l'olio in eccesso.» Risultato garantito, dicono. Così come chi me lo chiede riporta casi di amiche che effettivamente hanno le ciglia più lunghe, più folte o più spesse.

Cerchiamo di fare chiarezza partendo da uno studio pubblicato nel 1997 sull'«American Journal of Ophthalmology» nel quale si descrive un effetto collaterale decisamente curioso e inaspettato per un collirio medicale utilizzato per curare i glaucomi: l'allungamento delle ciglia.[34] Per mettere alla prova l'osservazione, i ricercatori hanno somministrato il farmaco a una novantina di pazienti, ma solo in un occhio, tenendo l'altro come riferimento. Alla fine dello studio, le ciglia degli occhi trattati sono risultate più lunghe del 20% rispetto a quelle degli occhi non trattati.

Le responsabili del fenomeno sono un gruppo di molecole della famiglia delle prostaglandine, usate come farmaco per la cura del glaucoma. Il perché le ciglia si allunghino non è chiaro. I dati raccolti in questi anni fanno presupporre che le prostaglandine agiscano sul follicolo pilifero prolungando la fase di crescita del pelo e consentendo, quindi, il raggiungimento di una lunghezza maggiore. Da questi primi risultati, seppur preliminari, all'annuncio della scoperta di un rimedio miracoloso, il passo è stato brevissimo.

Le aziende hanno iniziato a investire nella ricerca di molecole analoghe e, magari, anche più efficaci. Tra queste troviamo il bimatoprost, una molecola sintetica che agisce come le prostaglandine e che è stata usata per produrre il primo cosmetico che allunga le ciglia, poi ritirato dal mercato.[35] La legislazione degli Stati Uniti non consente, infatti, che i principi attivi autorizzati come farmaci siano usati in cosmetica senza un'autorizzazione specifica. In particolare, la preoccupazione della Fda è che le persone già in cura con prostaglandine per il trattamento del glaucoma possano usare il prodotto cosmetico con leggerezza, rischiando danni permanenti al nervo ottico e alla retina.

Nel 2008, tuttavia, un'azienda farmaceutica, la Allergan, ha chiesto alla Fda di approvare il bimatoprost anche per uso cosmetico. L'analisi dell'ente americano si è concentrata sulla sicurezza del prodotto, più che sull'efficacia, e dopo un anno di lavoro l'Fda ha approvato la commercializzazione del nuovo prodotto cosmetico, che ha preso il nome di Latisse e che ha dato il via a decine di altri prodotti analoghi messi sul mercato anche in Europa.[36] Le molecole simili alle prostaglandine autorizzate per uso cosmetico non hanno la stessa efficacia di quelle a uso farmaceutico, motivo per cui è fiorito un mercato nero online di prodotti medicinali che richiederebbero una prescrizione medica per essere utilizzati, ma che sfuggono alle maglie dei controlli.

Il nostro olio di ricino entra in scena proprio qui, perché contiene un acido grasso chiamato ricinoleico che ha una somiglianza con le prostaglandine e che, se assunto per via orale, è in grado di attivare una delle vie metaboliche generalmente attivate da queste sostanze. Le proprietà lassative sarebbero infatti legate a tale sua caratteristica. Quindi, *in teoria*, l'acido ricinoleico presente nell'olio di ricino, *se fosse* in grado di raggiungere il bulbo pilifero, *potrebbe* attivare i recettori per le prostaglandine e *potrebbe* stimolare la crescita delle ciglia. Avete notato i corsivi? Ho usato il condizionale, perché una buona ipotesi per essere confermata necessita di prove e quindi di esperimenti. La produzione scientifica da questo punto di vista è molto scarsa, ma quel poco che c'è non sembra confermare questa azione dell'olio di ricino, che nel caso ci fosse sarebbe davvero minima e di sicuro non visibile a occhio nudo.

A questo punto del racconto mi aspetto che mi chiediate com'è possibile che le ciglia trattate con l'olio di ricino sembrino più lunghe, folte e spesse. E la risposta è proprio che *sembrano* più lunghe, folte e spesse, sia perché noi esseri umani siamo bravissimi a farci influenzare dalle belle storie – e in questo senso sulle piante se ne raccontano molte – sia perché un effetto sulle nostre ciglia l'olio di ricino ce l'ha davvero. Questo olio è, infatti, uno dei più viscosi che esistono fra quelli utilizzati nei cosmetici e l'effetto di un olio molto viscoso su un pelo è simile a quello di una pittura molto oleosa e densa: crea spessore. Uno spessore che protegge le ciglia riducendo le fratture, e quindi permettendo che si allunghino di più (che è l'effetto che hanno i balsami sui nostri capelli), e che le rende più spesse e magari anche più scure ai nostri occhi. È un trucco, come i tanti che utilizzano i cosmetici per modificare il nostro aspetto.

Pelle e lumache

«Posso darle appuntamento solo per questo venerdì» mi spiega Simone Sampò al telefono «perché sabato parto per andare a conquistare il Caucaso.» Piemontese di Cherasco, la cittadina in provincia di Cuneo diventata famosa per l'allevamento delle lumache, Sampò è decisamente un personaggio. «Mi hanno sempre detto che sono un matto» mi racconta, «magari lo sono. Magari invece sono un visionario o magari ve la sto solo raccontando. Quello che è sicuro è che ho creato molto lavoro.»

Sono inciampata nel suo nome più volte mentre cercavo informazioni sulla bava di lumaca, scoprendo ben presto che per scriverne in maniera esaustiva avrei dovuto mettermi in auto e andare a toccare con mano quel sistema «elicoidale» che molti definiscono come la rinascita del mercato italiano dell'elicicoltura, cioè dell'allevamento delle lumache.

Un giro d'affari di trecento milioni di euro, con un migliaio di impianti e una crescita importante dovuta in gran parte alle richieste di bava che arrivano dal settore cosmetico: quello che ha costruito Sampò non è tanto un impero, ma una galassia che ha come punto di riferimento il disciplinare *Chiocciola metodo Cherasco* redatto assieme all'Università di Scienze gastronomiche di Pollenzo. Di questa galassia fanno parte le aziende agricole indipendenti distribuite sul territorio, un'azienda di prodotti alimentari e un'azienda di cosmetici che vendono con il proprio marchio o per conto di altri marchi, che commissionano il prodotto finito, e un ente, l'Istituto internazionale di elicicoltura, che si occupa di fare formazione e comunicazione sul tema.

Quelle che comunemente chiamiamo lumache, ma che sarebbe più corretto chiamare chiocciole – la differenza fra le due è nella presenza della «casetta», cioè del guscio nel quale la chiocciola si ritira –, nascono come animali da mangiare, legati alle tradizioni culinarie di alcune nazioni, come la Francia, o di alcune regioni, come la Sardegna e il Nord del nostro Paese.

Le prime tracce di consumo alimentare di chiocciole risalgono a più di trentamila anni fa, nel Paleolitico superiore, uno dei grandi periodi di trasformazione della nostra specie. Nel 2014, gli archeologi che lavoravano al sito di Cova de la Barriada, una grotta nei pressi della città di Benidorm in provincia di Alicante, in Spagna, si sono trovati di fronte a un deposito di gusci di chiocciole della specie *Iberus alonensis*, tipica della penisola iberica. «I risultati degli scavi» scrivono i ricercatori «mostrano una marcata raccolta monospecifica di individui adulti, la maggior parte con più di cinquantacinque settimane di età», a dimostrazione del fatto che non si trattava di una raccolta casuale, ma mirata a chiocciole di certe dimensioni, che venivano poi «arrostite con ambra di pino e ginepro».

In quell'epoca i nostri antenati sperimentavano cose che non erano mai state fatte prima, dai dipinti sulle pareti delle caverne, le cosiddette «pitture rupestri», alle fonti di alimentazione nuove. «Questi gruppi di esseri umani avevano già optato per una strategia di diversificazione della dieta» spiegano i ricercatori, «che ha permesso loro di vivere più a lungo e meglio e far crescere, quindi, la popolazione.»[37]

Con le grandi civiltà greca e romana sono arrivati i primi usi «terapeutici» delle chiocciole, mangiate crude o cotte, sgusciate o tritate con tutti i gusci per curare i malanni più disparati, dal mal di stomaco alla tosse. Ma il vero cambio di passo c'è stato solo in anni molto recenti, quando è cresciuto il fascino per gli ingredienti di origine naturale e le abitudini di acquisto dei consumatori si sono modificate.

«Tutto è nato da un marinaio cileno in transito al porto di Genova» mi spiega serio Sampò all'inizio della nostra chiacchierata, «dove ha trovato un libro sull'allevamento di chiocciole e, una volta tornato in patria, ha aperto la sua azienda, ma ha fatto un grande errore di marketing: al Sudamerica le chiocciole non piacciono.» La storia prosegue con un tentativo di esportazione negli Stati Uniti, un blocco legato al divieto di importazione di specie aliene, fino ad arrivare all'idea geniale: perché un animale che striscia su tutti i tipi di terreni non si lacera la pelle? «La bava crea questa pellicola che protegge e ripara le ferite.

Da lì a estrarla per far cosmetici il passo è stato brevissimo.» *Brevissimo*, ma sbagliato, mi rivela Sampò ridendo di gusto «e lo sa perché? Perché questa storia me la sono inventata io. Sa, la realtà va un po' accompagnata». E io che ci sono cascata...

La leggenda più diffusa, e probabilmente tanto inventata quanto quella di Sampò, parte sempre dal Cile, negli anni Ottanta del secolo scorso, da una famiglia di allevatori di lumache, i Bascuñan, che producevano per il mercato francese e che si sono accorti che a forza di manipolare le chiocciole, la pelle delle mani diventava più morbida e le ferite provocate dal lavoro manuale guarivano più velocemente e senza lasciare cicatrici. Il figlio maggiore dei Bascuñan, Fernando, ha deciso di avviare uno studio scientifico per indagare le proprietà della bava, e nel 1995 è nata Elicina, che sarebbe diventata la più grande azienda al mondo di prodotti a base di bava di lumaca.

«A un certo punto, però, sono arrivati i coreani» mi spiega Sampò «e con loro la storia è cambiata.» La Corea del Sud è uno dei primi dieci mercati cosmetici al mondo e, con quasi dieci miliardi di fatturato nel 2019, rappresenta il 3% del mercato globale; ma il peso del settore coreano della *skincare* è decisamente più alto, sia in termini meramente economici sia sul piano delle mode e dei modelli. È grazie alla Corea del Sud se il settore per la cura della pelle, anche quello che si discosta dall'approccio asiatico, è cresciuto così tanto negli ultimi anni, ed è grazie a questo Paese se la bava, da prodotto secondario dell'allevamento delle lumache, è diventata via via sempre più rilevante.

In uno dei miei ultimi viaggi a New York mi sono persa tra i negozietti di Koreatown, il quartiere a due passi da Times Square, nel quale si è insediata la comunità coreana e dove bisogna andare per fare scorta di maschere per ogni parte del corpo possibile e immaginabile, di balsami labbra dai gusti più improbabili e prodotti con ingredienti di origine naturale che più strani sono e meglio è. Da noi la moda della *skincare* coreana non era ancora arrivata e i prodotti a base di bava di lumaca erano roba un po' per «fricchettoni» che si trovava ai mercatini tra una lampada di sale e un incenso.

Lì, invece, nel più famoso dei negozi della zona, TonyMoly, la bava era presentata quasi come fosse un elisir. I prodotti che la contenevano avevano prezzi decisamente più alti della media, le confezioni erano quelle tipiche del lusso, con tanto oro, molto vetro e *claim* importanti che parlano a una clientela matura in senso anagrafico, con molti soldi da spendere e una giovinezza da riconquistare. «Questa crema *intensamente ricostituente*» si legge su una delle confezioni «nutre la pelle con *potenti* benefici anti-età, un'idratazione *profonda*, una luminosità *giovanile* e una *resilienza* che aiuta la pelle a resistere alla *prova del tempo*.» I corsivi sono miei per sottolineare la scelta forte di improntare la comunicazione sulla presunta efficacia della bava di lumaca; vorrei farvi notare inoltre come questo riposizionamento (da robe per fricchettoni a elisir di lusso) sia fondamentale per comprendere la diffusione che vediamo oggi di questo ingrediente.

La rivista «The Ringer» scriveva nel 2018 che «mentre da una parte i prodotti a base di bava di lumaca sono promossi per la loro efficacia e confezionati come articoli di lusso, dall'altra c'è un certo fascino nel riproporre un sottoprodotto naturale, un inaspettato richiamo hippie, una sorta di approccio parsimonioso e intuitivo alla bellezza». Usare la bava come crema di bellezza, continua la rivista «sembra la versione Goop del mangiarsi l'intero animale». Goop è l'azienda di benessere fondata da Gwyneth Paltrow – l'abbiamo già conosciuta nel primo capitolo –, passata alle cronache per la promozione delle credenze più assurde, ma capace di evocare un'idea di natura che fa presa.[38]

C'è bava e bava

Chiara Lovera, responsabile della linea cosmetica S'Agapó, uno degli elementi portanti della galassia elicoidale pensata da Sampò, mi spiega che «le bave non sono tutte uguali e a seconda delle condizioni di allevamento, le caratteristiche della carne e della bava cambiano». La scelta di alimentarle con frutta e verdura fresca di stagione, come previsto dal loro disciplinare, porta a un prodotto che ha delle caratteristiche organolettiche particolari. «Se mangiano zucche, la carne avrà un sentore di nocciola, mentre quando mangiano la frutta vengono fuori le note del miele», caratteristiche apprezzate dai ristoranti e dai consumatori, ma che possono diventare un problema quando si passa alla bava. «In estate, per esempio, quando diamo loro da mangiare girasoli e carote, la bava è di un colore giallo aranciato, mentre in inverno è più chiara perché mangiano lattuga» continua Lovera. Queste differenze si traducono nella difficoltà, per chi sta in laboratorio, di adattare le formule in base ai cambiamenti dell'ingrediente, anche perché le condizioni ambientali e di allevamento possono influire sulla quantità di sostanze attive presenti nella bava. Come capita spesso nel mondo degli estratti vegetali, la composizione chimica di due prodotti che sulla carta hanno lo stesso nome può essere completamente diversa. La bava non è da meno, e fa un po' sorridere il ricorso ossessivo ai numeri – a quel «95% di pura bava» – che si vedono su alcune confezioni, perché sono numeri vuoti che non dicono nulla sul reale contenuto del cosmetico.

«Vorremmo creare uno standard con una base statistica» spiega Simone Carrara, cosmetologo di S'Agapó, «stiamo analizzando molti campioni di bava, raccolti in stagioni e aziende diverse, con l'intento di arrivare ad avere un riferimento che possiamo usare come punto di partenza per le formulazioni.» Continua Carrara: «La bava di lumaca è di per sé un ingrediente complicato da lavorare, l'elevato contenuto di sali e acidi disciolti comporta una forza ionica molto alta» che, tradotto in termini non tecnici, significa che è parecchio difficile mantenere stabile l'emulsione alla base di creme, sieri e buona parte dei cosmetici.

Il grosso della ricerca dei chimici che lavorano alla formulazione di cosmetici con bava di lumaca si concentra su emulsionanti di nuova generazione che permettano di gestire quantità importanti di bava, ma Carrara e Lovera confessano di capire bene quelle aziende che usano la bava come ingrediente «emozionale» – che serve a dare valore a un prodotto – e che ne dichiarano la presenza sulla confezione però poi ne mettono molto poca, così come capiscono chi la diluisce, perché «non è detto che si faccia solo per questioni economiche. Spesso si tratta di motivazioni tecniche legate alla stabilità del prodotto o alla sua conservazione».

Ma tutte queste difficoltà si superano nel momento in cui quello che è nato come sottoprodotto diventa talmente importante da tenere su tutto un modello economico.

«Il ritorno degli investimenti per un impianto di quaranta recinti, la dimensione grande, si ha dopo tre anni» racconta Simone Sampò, «che diventano due se si produce anche bava.» Il sistema pensato da Sampò ricalca quello di altre aziende, Ferrero in testa, che creano un legame non vincolante con i fornitori. Le aziende agricole che scelgono di aderire al disciplinare hanno un ritiro garantito di prodotto (chiocciole e bava) a un prezzo concordato a inizio anno nell'assemblea dell'associazione. Per il 2020, le chiocciole sono state pagate cinque euro e cinquanta al chilo, mentre la bava ventidue, ma il prezzo di mercato della bava si aggira tra i cinquanta e i cento euro al litro. È quindi facile capire perché grazie alla bava sia possibile iniziare a guadagnare prima.

L'elicicoltura nel nostro Paese è sempre stata un settore dell'agricoltura marginale e povero, con poche possibilità di guadagno e molto lavoro. «È chiaro che andare a raccogliere lumache e venderle al mercato non è produttivo» mi spiega Sampò, ma può diventarlo se si affronta come si affronta l'agricoltura oggi, cioè «allevando con metodo scientifico, studiando quali sono le condizioni migliori, lavorando sull'alimentazione, misurando umidità e irraggiamento. Lo sa che abbiamo messo dei microchip sui gusci delle chiocciole?»

Gli agricoltori sono molto cambiati negli ultimi decenni, l'età media si è abbassata e la formazione scientifica e tecnologica è cresciuta molto andando nella direzione di quella che viene chiamata agricoltura di precisione, che punta a ottimizzare i processi risparmiando soldi e risorse sia sul piano dell'impatto ambientale sia su quello dell'economia aziendale perché, come mi ricorda Sampò, «va bene parlare di biodiversità e sostenibilità, ma mantenendo un concetto di impresa che deve fare utili per poter andare avanti».

Questa transizione sta pian piano investendo anche il settore elicicolo grazie alla richiesta di carni alternative a quelle classiche, proteiche e con pochi grassi, grazie allo sfruttamento di sottoprodotti, dagli intestini delle chiocciole venduti come mangime ai gusci utilizzati e utilizzabili per produrre biomateriali, fino ad arrivare alle frivolezze, che però rendono bene. È il caso della *snail therapy*, che consiste nel posizionare le chiocciole vive sopra i chakra, una pratica che non ha riscontri concreti sul piano dell'efficacia, è bene dirlo, «ma ti racconta una storia, può essere piacevole e rilassante, di sicuro è buon marketing» svela Sampò, che non ha paura a raccontare il modello della chiocciola per quello che è: un progetto di riqualificazione e riposizionamento che vede nel marketing un alleato fondamentale.

Così, gli elicicoltori che aderiscono al disciplinare possono conferire chiocciole e bava all'Istituto, ma possono anche vendere autonomamente i prodotti, aumentando i margini di guadagno, o possono produrre autonomamente i propri cosmetici o brandizzare con il proprio marchio cosmetici comprati da S'Agapó. «Abbiamo circa duecento brand» mi racconta Chiara Lovera che con l'azienda lavora a diversi livelli, producendo per conto di terzi, facendo prodotti in *private label* per la grande distribuzione e posizionandosi col brand S'Agapó nel settore professionale, dei centri estetici, e nel mercato del lusso. «Abbiamo prezzi da fascia alta, dai cinquanta euro in su, non compatibili con le esigenze delle aziende della filiera che preferiscono vendere localmente, ai mercatini o sui propri siti, a prezzi più concorrenziali, esponendo però il marchio del nostro disciplinare.»

Ma quindi, funziona?

Chimicamente parlando, la bava di lumaca è una miscela complessa formata al 90% di acqua e con una grossa componente idratante e umettante data dai proteoglicani e glicosamminoglicani, dall'acido ialuronico e dal collagene. Queste molecole, per la loro struttura, sono in grado di comportarsi come spugne: assorbono l'acqua e la trattengono. C'è poi una certa componente esfoliante rappresentata dall'acido glicolico, una componente antimicrobica portata da alcuni peptidi in grado di inibire la crescita di batteri, una certa quantità di elastina e una componente lenitiva e cicatrizzante fornita dall'allantoina. Queste ultime, benché presenti in quantità minore, sono le componenti che vengono utilizzate dal marketing per promuovere le proprietà della bava di lumaca. «Assottigliamento delle rughe, riduzione dei pori, effetto illuminante, miglioramento dell'aspetto delle cicatrici da acne, ringiovanimento della pelle e aumento della produzione di collagene» sono gli effetti promessi da un trattamento chiamato EscarGlow, dalla fusione di *escargot*, cioè «lumaca» in francese, e *glow*, cioè «splendere» in inglese, promosso dal chirurgo plastico Matthew Schulman con studio a Park Avenue, la via del lusso di New York. Nelle sedute da 375 dollari l'una, il chirurgo utilizza il *microneedling* – cioè il «bucherellamento» della pelle del viso con strumenti formati da centinaia di aghi che dovrebbero stimolare la produzione di collagene –, del quale ho parlato nel mio libro *Il trucco c'è e si vede*. In sostanza questa tecnica può funzionare, anche se i risultati non sono fantasmagorici, ma l'efficacia c'è solo se gli aghi sono sufficientemente lunghi da penetrare in profondità nel derma. È un trattamento che può provocare molto sanguinamento e proprio per questo deve essere svolto da mani esperte. Il dottor Schulman sicuramente le ha, ma ha pure molta inventiva, così ha accoppiato al *microneedling* una maschera alla bava di lumaca che in questo modo può penetrare all'interno delle ferite e agire in profondità. In tre o sei sedute, la promessa è di avere una pelle nuova. Un po' estremo e decisamente costoso, anche se forse non per gli standard dell'Upper East Side, ma funziona? «Ci sono prove aneddotiche che le proteine presenti nella bava di lumaca abbiano benefici anti-invecchiamento» ha spiegato Schulman alla rivista «The Cut», «e alcuni studi clinici hanno dimostrato una riduzione dei danni provocati dall'esposizione al sole.» La bava di lumaca «non risolverà le rughe profonde, ma migliorerà la consistenza e la qualità della pelle».[39]

Per capire se quello che sostiene Schulman è vero dobbiamo metterci a studiare e verificare quanto siano aneddotiche le prove di cui parla e quanto siano affidabili.

La prima informazione che emerge, analizzando gli studi a disposizione, è che ce ne sono molti *in vitro*, effettuati cioè su cellule in coltura, e molti meno *in vivo*, effettuati cioè su animali o esseri umani. Quella che può sembrare una distinzione da biologi pignoli è in realtà un elemento molto importante da tenere in considerazione perché gli studi *in vitro*, per quanto indispensabili e preziosi, possono dare solo alcuni indizi sui reali effetti che una sostanza o una miscela di sostanze possono avere sull'organismo, e non sono mai conclusivi.

Fra gli studi più citati in questo senso troviamo quelli che affermano che la bava di lumaca potrebbe avere una funzione antiossidante, inibendo la formazione di radicali liberi e riducendo quindi il danno all'impalcatura di collagene ed elastina che «tiene su» fisicamente la nostra pelle. L'Università di Ferrara, assieme ad altri centri di ricerca nel mondo, ha dimostrato che le componenti della bava di lumaca stimolano la proliferazione dei fibroblasti, cioè delle cellule della nostra pelle che quell'impalcatura la producono. Ma per capire se funziona davvero, bisogna lasciare le provette e andare a vedere come si comporta *in vivo*, cioè sugli animali, esseri umani compresi. Gli studi in questo senso non sono molti, soprattutto quelli indipendenti, per un motivo, contro il quale anche noi che scriviamo di cosmetica con taglio scientifico dobbiamo scontrarci regolarmente: gli studi clinici costano molto, *molto* di più degli studi effettuati su cellule; i fondi pubblici non sono infiniti e nella scala delle priorità della ricerca lo studio degli effetti cosmetici della bava di lumaca viene parecchio dopo lo studio di qualsiasi malattia. Quindi le poche ricerche a disposizione sono finanziate, o condotte direttamente, dalle aziende che ovviamente hanno interesse a pubblicare studi che supportino la propria attività commerciale. Questo contribuisce a delineare un quadro molto incompleto e parziale che rende difficile arrivare a una risposta chiara alla domanda «ma quindi, funziona?».

Nello specifico della bava, le ricerche non sono pochissime ma quelle più solide sono una manciata. Uno degli studi più citati risale al 2013, è stato condotto da un team californiano, finanziato da un'azienda che produce prodotti a base di bava di lumaca, la Biopelle, e pubblicato sulla rivista «Journal of Drugs in Dermatology»: venticinque partecipanti con segni di fotoinvecchiamento – il danno alla pelle procurato dall'esposizione prolungata al sole – sono state trattate per dodici settimane con una crema a base di bava di lumaca su metà del viso e con un placebo sull'altra metà.[40] Lo studio è stato condotto con il metodo del «doppio cieco», nel quale né la persona trattata né chi tratta è a conoscenza di quale sia il prodotto da testare e di quale sia il placebo. Questa tipologia di studi minimizza i pregiudizi e gli errori di valutazione permettendo di arrivare ad avere risultati più affidabili. I ricercatori hanno effettuato un calco in silicone al volto delle partecipanti all'inizio del trattamento e hanno ripetuto la medesima operazione alla fine per confrontare i calchi e andare a misurare le eventuali differenze. I risultati non sono stupefacenti, ma indicano un leggerissimo miglioramento delle rughette, le linee più sottili, attorno agli occhi nella parte trattata con la crema a base di bava di lumaca rispetto al placebo e sono compatibili con quanto sappiamo dell'azione delle singole componenti idratanti ed esfolianti della bava di lumaca. Come abbiamo visto, parlare di bava significa parlare di una miscela di proteine e polisaccaridi disciolti in acqua. «Queste molecole» scrive il cosmetologo autore del blog Colin's Beauty Pages «sciolte in acqua tendono a gonfiarsi. Quando poi l'acqua evapora si restringono di nuovo.» Restringendosi «tirano la pelle su cui sono state applicate e si avverte un irrigidimento. Se si è fortunati, questa azione potrebbe eliminare o almeno ridurre alcune delle rughe più sottili» quantomeno temporaneamente. L'effetto, che il cosmetologo descrive con un'immagine molto efficace nella sua spietatezza, è quello «della colla per manifesti».[41] Ricordiamoci sempre che se si chiamano «trucchi» un motivo c'è.

«Una vera Spa per chiocciole»

Le aziende elicicole prevedono un'area per l'allevamento delle chiocciole, i cosiddetti «recinti», un'area adiacente nella quale vengono coltivati frutti e ortaggi per l'alimentazione ed, eventualmente, un'area al chiuso dedicata all'estrazione della bava.

«I recinti sono quelli lì» mi indica Sampò nell'area dimostrativa che hanno allestito all'Istituto di elicicoltura. Si tratta di rettangoli lunghi e stretti, all'aperto, recintati con una rete che mi colpisce per la sua bassezza. Chissà poi perché me li immaginavo alti questi recinti, neanche si parlasse di cavalli o giraffe. La vita di una lumaca d'allevamento scorre lenta e noiosa quasi come quella di una lumaca da giardino. Gli animali passano quasi un anno all'ingrasso, liberi di muoversi all'interno del recinto, all'ombra della lattuga e mangiando quello che viene loro fornito, dalle biete alla cicoria, ai girasoli.

Nel nostro Paese la quasi totalità degli allevamenti ha questa impostazione. All'estero, soprattutto dove il clima è più freddo, si trovano allevamenti al chiuso con chiocciole alimentate prevalentemente a mangime, ma la tradizione italiana ha da sempre prediletto l'allevamento all'aria aperta in recinti con alimentazione fresca o integrata.

«Una volta c'erano recinti separati per la riproduzione e l'ingrasso e le transumanze si facevano manualmente» mi racconta Sampò mentre passeggiamo, «ma perché spostare a mano le lumache quando puoi farle muovere autonomamente?» Il sistema attuale prevede di dividere il recinto in due parti con una delle reti basse che delimitano il perimetro esterno. Quando le lumache hanno raggiunto la taglia giusta la rete viene tolta, si apre l'irrigazione dalla parte di recinto destinata alla riproduzione e le lumache si muovono seguendo l'umidità. Qui incontrano i riproduttori e si prepara la covata che darà origine alla generazione successiva.

Tra le migliaia di specie di chiocciole esistenti in natura, l'elicicoltura si concentra su una manciata di queste, in base alle condizioni climatiche ottimali per la crescita e alle esigenze del mercato. «Quando facevo il broker di chiocciole» mi dice Sampò facendomi realizzare che non avrei mai pensato nella vita di trovarmi di fronte a un broker di chiocciole «giravo per il mondo alla ricerca del tipo più adatto. Perché ogni clima e ogni mercato ha bisogno di chiocciole diverse.» Ai suoi racconti, come già per la vicenda del marinaio cileno, probabilmente bisogna fare un po' la tara, quindi non so dirvi se si sia davvero appostato di notte fuori da un'azienda in Perù per individuare l'origine della chiocciola peruviana, che andava tanto di moda in Spagna, e scoprire che in realtà era importata da Creta. Scoperta che gli ha permesso di aprire un business di chiocciole cretesi in Catalogna. Così come non so quanto ci sia di vero nel racconto degli allevamenti di chiocciole in collaborazione con i padri maroniti in Siria che hanno soppiantato le coltivazioni di hashish. Ho però capito che conosce tutte le varietà di chiocciole commercialmente interessanti e che, sostanzialmente, fanno parte dei generi *Cornu* ed *Helix* con qualche sovrapposizione dovuta a pasticci tassonomici. L'altra grande famiglia, quella delle chiocciole della specie *Achatina,* le cosiddette lumache africane, è molto diffusa nella fascia equatoriale, ma oltre a essere esemplari enormi e arrivare a pesare tre etti l'una, hanno anche un sapore delle carni molto lontano dai gusti della gastronomia occidentale. La più diffusa è la *Cornu aspersum* (o *Helix aspersa*) della sottospecie *Müller* che si adatta bene ai climi caldi e mediterranei – è quella di Creta che piace agli spagnoli –, ma nel nostro Paese abbiamo anche la *maxima*, che resiste bene al freddo, e la *typica*, che è il risultato di un incrocio fra le due, e poi ci sono la *Helix pomatia*, la classica chiocciola di Borgogna, e la *Helix vermiculata* o rigatella che va molto di moda nelle regioni del Sud. Insomma, una chiocciola per ogni esigenza, ma a un certo punto il racconto di Sampò si interrompe perché ci chiamano dalla sede per avvisarci: «Le chiocciole stanno sbavando. Dobbiamo correre!».

Mentre corriamo mi spiega che oggi, per la prima volta, attiveranno la nuova creatura, il Fibonacci Extractor, e già il nome è tutto un programma, ma partiamo dall'inizio.

Le chiocciole producono la bava per diversi motivi: per scivolare meglio sulle superfici, per aggrapparsi, per proteggersi, per riparare le ferite, per comunicare con altre chiocciole e probabilmente per altro che non sappiamo. Attorno all'estrazione della bava c'è sempre stato un po' di mistero, in parte voluto dalle aziende che probabilmente preferivano non mostrare una procedura che, soprattutto in passato, poteva essere anche abbastanza cruenta. I primi metodi prevedevano, infatti, l'immersione delle lumache in vasi di acqua mescolata con sale o aceto. Altri utilizzavano l'elettricità, dando scosse alle lumache per portarle a sbavare, altri ancora le facevano strisciare su reti metalliche e superfici taglienti, e tuttora sono in commercio dei sistemi con tappetini vibranti che sbatacchiano le chiocciole e man mano ne raccolgono la bava. La rivista «Racked» nel 2018 aveva inviato una sua giornalista, Micaela Marini Higgs, a scoprire come estraessero la bava di lumaca in una grande azienda thailandese. La giornalista ha raccontato di essere stata portata a spasso per tutto il giorno, di aver pranzato in riva al fiume, di aver posato per molte fotografie mentre le spalmavano creme alla bava sul viso e di essere stata omaggiata con una generosa borsa di prodotti, ma tutti si sono guardati bene dal farle vedere il processo di estrazione. Alla sua domanda diretta di poter entrare a osservare con i suoi occhi, la risposta è stata che non si poteva per questioni di riservatezza.[42]

Devo dire che a me è andata decisamente meglio, forse

perché l'azienda di Sampò punta molto sul proprio processo di estrazione che definisce *cruelty free*, anzi, «una vera Spa per chiocciole», o forse perché, come dice lui, è un po' pazzo e non si fa troppi problemi. Sta di fatto che le porte del grande salone dedicato all'estrazione a un certo punto della mia visita si sono aperte e al centro c'era lui, il Fibonacci Extractor, il nuovo nato della famiglia, chiamato così in omaggio al matematico pisano padre della Progressione di Fibonacci, una sequenza di numeri che con un po' di passaggi che vi risparmio si trasformano in una spirale geometrica che ricorda la forma della chiocciola.

A guardarlo sembra una di quelle giostrine che si trovano ai parchi giochi. Una struttura a sei lobi che vista dall'alto ricorda quella di un fiore, con sei cupole trasparenti in rilievo e una placca forata alla base di ognuna. La cupola si alza quando le chiocciole devono essere trasferite sulla placca e ognuna ne ospita dieci chili.

A questo punto all'interno delle cupole viene nebulizzata per mezz'ora una soluzione di ozono che serve, così mi dicono, a sanificare le chiocciole e a risvegliarle. Segue una fase con una nebulizzazione di una soluzione «stimolante» per una decina di minuti che, guardando i brevetti pubblicati, varia da sistema a sistema, ma si tratta sempre di qualcosa di lievemente irritante, e a questo punto le chiocciole iniziano a sbavare.

La bava cola attraverso i fori della placca, viene immediatamente microfiltrata per ridurre ulteriormente la carica batterica, raccolta in taniche e poi passata al laboratorio microbiologico per i test del caso.

Il macchinario che sto guardando è il più grande di quelli a disposizione dell'azienda di Sampò e in un'ora di lavoro produce dodici litri di bava; la versione intermedia, quella più diffusa, ha due cupole e produce tre litri di bava in un'ora di processo.

Al termine dell'estrazione, le chiocciole vengono raccolte e riportate nei recinti dove si riposano per una decina di giorni prima dell'estrazione successiva. In totale, ogni chiocciola fa tre estrazioni nell'arco della sua vita. Ma che vita è?

L'etica della bava

«Le lumache non sono esseri insensibili. Hanno un sistema nervoso e quindi si pone il problema che si presenta ogni qual volta ci troviamo di fronte a un essere senziente, con capacità cognitive sofisticate o meno.» Simone Pollo è un filosofo morale alla Sapienza di Roma, esperto di etica applicata e bioetica con un'attenzione particolare al rapporto tra esseri umani e animali. Mi sono rivolta a lui per cercare di fare chiarezza su una questione che è molto dibattuta, ma che è anche molto strumentalizzata: lo sfruttamento di animali a fini cosmetici.

Se provate a cercare informazioni sul tema trovate posizioni molto radicali, come quella della Peta, l'associazione internazionale animalista, che considera qualsiasi animale tenuto in cattività e utilizzato per scopi non propri come «vittima di bullismo»,[43] caricando il messaggio con racconti di chiocciole «spesso tenute in gabbia dietro recinzioni elettriche che le scioccano se cercano di scappare» e che vengono stressate «con sale o affamandole per far rilasciare loro più bava», ma trovate anche posizioni diametralmente opposte da parte delle aziende sulla procedura *cruelty free* di estrazione della bava.

Ho incontrato dal vivo queste due posizioni qualche anno fa in una fiera agricola nella quale un'azienda che allevava lumache aveva organizzato un convegno sul tema che si era concluso con una «gara». Le chiocciole venivano messe su un telo di plastica con un bel cespo di lattuga sul traguardo e il pubblico attorno le osservava mentre lentissimamente strisciavano verso la meta. Non la gara più entusiasmante a cui abbia assistito, se non fosse per l'irruzione di una animalista che urlando in mezzo alla folla protestava per lo sfruttamento delle lumache.

«Se parti da una posizione radicale c'è poco da fare» mi spiega Pollo, «il solo fatto di allevare e sfruttare animali può essere inaccettabile per alcuni», ma invece «possiamo trovare degli elementi per provare a valutare quanto un allevamento possa essere rispettoso della vita dell'animale.»

Il primo elemento da tenere in considerazione è il benessere dell'animale, cioè le condizioni dell'allevamento. «La possibilità per l'animale di esprimere il proprio repertorio comportamentale è fondamentale» continua Pollo. Un allevamento all'aperto, in questo senso, per la chiocciola è meglio di un allevamento al chiuso, un'alimentazione basata su frutta e ortaggi è da preferire a una a base di mangime, così come la possibilità di muoversi e interagire con gli altri esemplari. «Sarebbe interessante capire, a fronte di una varietà di modi di allevamento, se ci sarà mai la possibilità di conoscerli e poterli eventualmente scegliere», un po' come si fa adesso per le uova di gallina per le quali è obbligatorio indicare le modalità di allevamento a terra, in gabbia o all'aperto.

Il secondo elemento importante per la valutazione del benessere è la possibilità di vita «che ha due facce: da un lato la durata della vita in allevamento rispetto alla vita in natura e dall'altra lo sfruttamento».

Le chiocciole in natura vivono qualche anno mentre in allevamento dopo un anno vengono raccolte e macellate, ma, come mi spiegava Pollo, conta anche la qualità. Con un allevamento molto intensivo, come nel caso delle vacche da latte, una vita lunga significa anche più anni di sfruttamento. Quando invece le condizioni di allevamento sono simili a quelle naturali, come nel caso delle lumache, con crescita all'aperto, poche estrazioni di bava distanziate nel tempo e in condizioni poco stressanti e senza troppe movimentazioni, «lo sfruttamento c'è meno e l'interesse della lumaca potrebbe essere quello di vivere di più».

«La questione interessante, però, a me sembra un'altra e mi sembra peculiare per questo tipo di prodotto» riflette Pollo, «perché la bava non è esattamente un sottoprodotto, come può esserlo il pellame dell'allevamento bovino.» Le chiocciole allevate per la produzione di carne muoiono prima del previsto, ma non subiscono lo stress, seppur minimo, dell'estrazione della bava. «È molto interessante sul piano etico perché è uno di quei casi in cui tu aggiungi qualcosa a un ciclo di produzione di per sé incruento per l'animale e quindi introduci una problematicità etica ulteriore.» Ma, continua Pollo: «c'è anche da considerare che se la produzione di bava ha provocato una crescita del settore, allora si invertono le questioni e il fine cosmetico diventa il principale, non più un sottoprodotto dell'allevamento a scopi alimentari».

Come avrete intuito, il trend dei cosmetici naturali ha un grande rivale: lo sfruttamento animale, uno dei temi caldi del dibattito pubblico sui cosmetici. Se andate a guardare un post a caso di una qualsiasi azienda medio-grande che venda shampoo troverete commenti indignati che accusano l'azienda di testare su animali. Il fenomeno è talmente prevedibile che si potrebbe farne un teorema. E questa convinzione è alimentata in parte dall'ignoranza sulle leggi che regolano il settore e che vietano ormai da molti anni di effettuare test su animali per i cosmetici e i loro ingredienti, in parte anche, però, dalle aziende e dalle associazioni che scelgono di dichiarare sulle proprie confezioni e nella propria comunicazione l'assenza di test su animali lasciando intendere scorrettamente che tutte le altre invece continuino a farne.

Pollo mi spiega che abbiamo, come popolazione, un misto di diffidenza nei confronti della scienza, una scarsa consapevolezza dei meccanismi che regolano la sperimentazione scientifica e che in certi ambiti rendono necessari i test sugli animali, ma anche un po' di quello che a me piace chiamare «prosciuttosugliocchismo». «Abbiamo un immaginario collettivo della sperimentazione animale rappresentato dal macaco con gli elettrodi in testa» continua Pollo, «ma se vai a chiedere in giro per strada o al mercato, le persone non sanno come vengono allevati gli animali che mangeranno o come vengono macellati.» Quindi moltissimi pensano che la sperimentazione animale sia un'inutile crudeltà, ma la percezione dell'uso degli animali a scopi alimentari o addirittura cosmetici è davvero carente. «Siamo un popolo di onnivori contro la sperimentazione animale» chiosa amaramente Pollo.

Animale o vegetale? Questo è il problema

Al di là delle sperimentazioni, sempre più persone sono contrarie proprio all'uso di ingredienti animali nei cosmetici e preferiscono l'equivalente vegetale. Dunque il campo dei prodotti da scegliere si restringe ancora, perché non solo devono essere «naturali», ma anche «vegetali».

Questo approccio spesso sottende una scarsa consapevolezza di come gli ingredienti animali vengano ottenuti e utilizzati. L'ho toccato con mano grazie a uno di quei pasticci tipici dei social media scoppiato sul mio profilo Instagram nel luglio 2020. Avevo fatto una bella gita in montagna, ero arrivata in un rifugio dove stavano cucinando arrosto dei maialini e mi sono fatta una fotografia sciocca mentre addentavo una cotenna. La didascalia diceva: «Acque beauty addizionate di acido ialuronico? Fiale e pasticche di integratori al collagene? Io dico no! Scegli anche tu la vera fonte naturale di collagene: la cotenna».

A riscriverlo adesso mi rendo perfettamente conto dell'ingenuità di quel post, dovuta forse alla leggerezza estiva. All'epoca volevo solo prendere un po' in giro chi promuove pasticche di collagene a cinquanta euro al barattolo facendo notare che il collagene lo mangiamo ogni volta che ci cibiamo di qualche alimento di origine animale. Che poi questo collagene sia digerito dal nostro stomaco esattamente come tutte le altre proteine e che quindi sia un po' vana la speranza di mangiare collagene per avere più collagene nella pelle è una storia ancora diversa che merita un piccolo approfondimento. Provo a darvi qualche numero, sperando di non perdervi per strada.

Le proteine costituiscono un quinto del nostro peso. Una persona che pesa sessanta chili avrà dodici chili di proteine. Un terzo circa di queste è rappresentato dal collagene, quattro chili. Questi numeri ci danno l'idea di come l'apporto dato da una capsula da 720 milligrammi al giorno di collagene sia perlopiù ininfluente. Ma questi numeri ci spiegano anche che per fare il collagene che ci serve, le cellule del nostro organismo non partono dal collagene che mangiamo. Non ne mangiamo abbastanza, neanche i più carnivori di noi, e le persone vegane ne sarebbero totalmente sprovviste visto che non ne mangiano mai.

Le nostre cellule si servono degli amminoacidi che derivano dalla digestione di tutte le proteine che assumiamo con la dieta, sia quelle animali sia quelle vegetali, e li usano, come fossero mattoncini Lego, per costruire il collagene e le altre proteine di cui hanno bisogno.

Questa spiegazione teorica trova riscontro negli studi scientifici effettuati per capire se l'integrazione di collagene, una delle mode di punta di quella che viene chiamata «nutricosmetica», la nuova tendenza del mercato degli integratori di riposizionarsi nel settore beauty, possa avere una reale efficacia oppure no. La risposta, per il momento, sembrerebbe propendere per il no, tant'è che l'Autorità europea per la sicurezza alimentare ha respinto la richiesta di utilizzare la dicitura «migliora l'elasticità della pelle» per gli integratori a base di collagene.

Il giorno del post sulla cotenna ho sbagliato e ho perso centinaia di lettrici e lettori, ma dal dibattito che ne è scaturito ho capito bene il discorso che mi faceva Simone Pollo sulla scarsa consapevolezza dell'origine degli ingredienti nel settore cosmetico. Molte persone sono cascate dal pero quando ho rivelato loro che il collagene non può che essere di origine animale. Ho colto così l'occasione per fare un breve riassunto di tutti gli ingredienti di origine animale più diffusi, scoprendo che per molti erano una sorpresa.

Nei nostri cosmetici abbiamo altri ingredienti di origine animale, oltre al collagene, per i quali non esistono sostituti vegetali. Pensate al latte, al miele, alla bava di lumaca protagonista di questo capitolo, ma anche alle proteine della seta che derivano dall'allevamento dei bachi o alla cheratina che si ottiene da lana, piume e corna. In questa categoria troviamo ingredienti lussuosissimi come il veleno d'ape che si ottiene inserendo nelle arnie dei telai con una membrana di polietilene e una rete elettrificata che rilascia una leggerissima scossa inducendo le api a pungere la membrana. Il veleno cade così su una lastra di vetro sottostante che viene poi asciugata al buio per ridurre la degradazione e far cristallizzare il veleno. Servono diecimila api per farne un grammo, motivo per cui costa tantissimo.

In commercio troviamo poi ingredienti di origine mista che si possono ottenere da animali, ma anche da vegetali, come nel caso dello squalene, scoperto nel 1906 dal ricercatore giapponese Mitsumaru Tsujimoto mentre faceva esperimenti sull'olio di fegato di squalo, e per anni ottenuto per estrazione da questi animali, ma che oggi è perlopiù prodotto dalla raffinazione di oli vegetali di oliva, palma, ma anche amaranto.[44] In questa categoria troviamo anche la più nota glicerina che si può ricavare indifferentemente da grassi animali o vegetali.

Purtroppo, come spesso accade, avere informazioni sull'origine degli ingredienti è molto difficile, quindi chi non vuole usare ingredienti di origine animale o si affida alle certificazioni oppure si arma di pazienza e scrive alle aziende per sapere se quell'ingrediente viene ottenuto da animali o altro.

L'Italia è un po' la patria delle certificazioni, ne abbiamo tantissime, molte di più di qualsiasi altro Paese europeo. Evidentemente ci piacciono i bollini e certifichiamo tutto, dalla natura ecobio dei prodotti all'ecodermocompatibilità, all'adesione ai principi di un «biodizionario», all'assenza di ingredienti di origine animale o che derivano dallo sfruttamento animale. Solo di certificazioni vegane ne abbiamo quattro o cinque, la più antica e famosa delle quali è VeganOk, un'autocertificazione da parte dell'azienda che dichiara di aderire a un disciplinare che vieta l'uso diretto di ingredienti di origine animale, ma anche dell'olio di palma che, pur essendo vegetale, comporta la sofferenza e la morte di alcune specie animali, o del tartufo che si raccoglie grazie al lavoro dei cani. Non esiste una legislazione specifica per questo tema, quindi, in teoria, ogni azienda potrebbe scrivere su un prodotto a base di ingredienti di origine vegetale di aver realizzato un prodotto vegano senza la necessità di pagare una certificazione, ma nessuna, salvo casi davvero sporadici, lo fa.

«Questo probabilmente deriva dal fatto che non esiste una definizione condivisa di "vegano" così come non esiste una definizione condivisa di "naturale"» mi spiega Roberto Gorni di Cosmetica Italia. Ne abbiamo discusso a lungo, io sostenevo che se con la definizione di naturale possiamo avere visioni diverse, per quella di vegano la definizione è una sola. Tutto ciò che prevede l'uccisione o lo sfruttamento di un animale non può essere definito vegano, no? «E come lo vedi il prodotto di un'azienda che deve mettere in atto un sistema di disinfestazione perché lo richiede la Iso 22716?» Fregata. L'argomentazione di Gorni manda in tilt il mio ragionamento. In teoria nessuna azienda che faccia disinfestazione, cioè che elimini scarafaggi, topi e ratti, può dirsi vegana, ma tutte le aziende, anche quelle vegane, devono fare disinfestazione per motivi di sicurezza.

Altre sfumature possono riguardare la coltivazione biologica o biodinamica che spesso e volentieri prevede l'utilizzo di letame, quindi di derivati animali, o quelle coltivazioni che, magari in Paesi esotici, sfruttano ancora la forza lavoro di buoi o cavalli. Quindi in mancanza di una definizione condivisa di ciò che si considera vegano, al netto della realtà che impone dei compromessi, le certificazioni hanno il pregio di scrivere nero su bianco qual è la loro definizione specifica. La certificazione VeganOk sarà diversa, magari non sostanzialmente, dalla certificazione vegana rilasciata da Icea o da quella di Ccpb, e nessuna impedirà di mettere in atto un sistema di controllo delle infestazioni, ma per tutte e tre è possibile accedere al disciplinare e leggere la definizione che hanno scelto di applicare.

Leggere l'elenco degli ingredienti, purtroppo, non è sufficiente, salvo per escludere le cose più ovvie come il collagene, appunto. A meno che non venga definito come «collagene vegetale».

«Ma come sarebbe a dire? Non ci hai appena detto che il collagene non può che essere animale?» direte voi.

In effetti ho commesso un errore. Non perché la biologia giustifichi la presenza di collagene vegetale, ma perché questo ingrediente lo trovate citato sulle confezioni di alcuni prodotti e il suo nome è stato anche registrato commercialmente, quindi esiste, anche se non può esistere.

Il collagene è un ingrediente emozionale, anche se la sua funzione è esclusivamente superficiale: usare una crema con collagene, nell'immaginario comune, significa andare a rimpolpare la nostra pelle e riportare la lancetta dell'orologio indietro di qualche anno. Esistono molte altre molecole in grado di svolgere la sua funzione, che è più che altro idratante, ma nessuna ha lo stesso fascino. Quindi, di fronte alla necessità di conquistare un pubblico sempre più sensibile ai diritti degli animali, la soluzione «mimetica» messa in atto dalle aziende è quella di utilizzare qualcosa che non sia derivato da animali, ma che gli assomigli, chiamandolo «collagene vegetale» per non gettare via tutto l'immaginario costruito negli anni.

Quando ho incontrato questa dicitura per la prima volta ho scritto immediatamente all'azienda per avere delucidazioni e ho ottenuto in risposta un brevetto nel quale a quel nome veniva fatto corrispondere l'uso delle estensine – una famiglia di proteine della parete cellulare vegetale «ricche di idrossiprolina», uno degli amminoacidi più frequenti nel collagene. Le estensine hanno preso il loro nome dall'idea che avessero un ruolo nel regolare l'elasticità della parete cellulare. Si è poi scoperto che non è così e, anzi, il loro ruolo a oggi non è noto, ma il nome è rimasto e a volte è sufficiente quello per costruirci sopra una storia, un po' come nel caso del marinaio cileno.

Una storia simile potrei raccontarvela per la «cheratina vegetale», quella che una volta sugli shampoo si trovava come «proteina del grano», e sarebbe anche in questo caso una storia di alternative vegetali che spesso e volentieri non hanno nulla in comune con la loro controparte animale, ma utilizzano un trucco, quello della familiarità per ingredienti, che usiamo da molto tempo e che si sono costruiti una fama di un certo tipo, con l'obiettivo di conquistare un pezzo di mercato.

L'articolo 21 del Codice del consumo stabilisce che «è considerata ingannevole una pratica commerciale che contiene informazioni non rispondenti al vero o, seppure di fatto corretta, in qualsiasi modo, anche nella sua presentazione complessiva, induce o è idonea a indurre in errore il consumatore medio» riguardo a diversi elementi, il primo dei quali è «l'esistenza o la natura del prodotto».

Se il collagene e la cheratina sono proteine animali che non sono presenti nel mondo vegetale, affermare di avere un contenuto di collagene, pur non essendo tecnicamente collagene, può indurre confusione nello spirito del consumatore. Alcune di queste aziende usano la dicitura «collagene vegetale» nella pubblicità per poi specificare sulla confezione che si tratta di «*booster* di collagene» che, stando alla descrizione, ha dimostrato di stimolare la produzione di collagene in qualche test *in vitro*. Altre aziende presentano il collagene vegetale come «alternativa naturale al collagene animale», come se una cosa che non c'entra nulla con il collagene potesse essere più naturale del collagene stesso.

«Sembra che chi mette in commercio prodotti con questo tipo di etichetta o di comunicazione commerciale (perché giova ricordarlo: in Europa ciò che è vietato scrivere in etichetta è vietato dirlo anche nella pubblicità, nonostante così non sembri)» spiega Michele Fino, docente di fondamenti di diritto europeo all'Università di Scienze gastronomiche di Pollenzo, «non si preoccupi troppo del fatto che, se una persona comprasse una crema al "collagene vegetale", pensando che esista un collagene di origine vegetale, mentre non esiste, potrebbe essere la vittima di una frode in commercio, articolo 515 del Codice penale.» Certo, potremmo anche pensare che si tratta di metafore, di modi familiari per definire ingredienti che hanno un'azione simile, ma non è corretto riversare sul consumatore la responsabilità di capire quale sia il confine tra la realtà e la metafora. «Il consumatore medio» continua Fino, «specie di fronte a rinomate case produttrici, potrebbe senz'altro fidarsi della loro comunicazione, senza bisogno di essere l'acquirente della fontana di Trevi gabbato da Totò.»

La migliore alleata degli animali... è la scienza!

È il 1888, siamo alla École nationale supérieure de Chimie de Mulhouse in Alsazia, dove il chimico francese Albert Baur armeggia in laboratorio per cercare di ottenere un esplosivo più efficace del trinitrotoluene, quello che comunemente chiamiamo tritolo o Tnt. Baur condensa del toluene con del bromuro di isobutile in presenza di cloruro di alluminio e prova a nitrare il prodotto. Qualcosa va storto nel corso della reazione, l'esperimento fallisce, ma più che lo sconforto, a travolgere Baur è un profumo intenso, una fragranza che ne ricorda un'altra, molto usata, anzi, una fra le più usate nella produzione di profumi: il muschio. Con il suo «profumo di pulito» lo troviamo sia in creme e deodoranti con il nome di «muschio bianco» sia come componente di fondo di profumi famosissimi, comprese le celebri «cinque gocce» di Chanel n°5.

Questa fragranza, però, non ha niente a che vedere con il muschio vero, quello che usiamo per decorare i presepi, ma si riferisce alla secrezione di un animale, il *Moschus moschiferus*, un cervo muschiato che vive nelle vallate dell'Himalaya, del Tibet, della Siberia e nella regione del Tonkin nel Nord del Vietnam. Probabilmente, il fraintendimento deriva dalla traduzione errata della parola Muşk che in sanscrito significa «testicolo». Sì, avete capito bene. Il muschio che noi associamo a quel profumo di pulito è in realtà prodotto durante la stagione degli accoppiamenti dai cervi maschi e rilasciato nell'ambiente sotto forma di pallette dense e ricche di feromoni. Queste pallette sono prodotte da un paio di ghiandole odorifere che si trovano nelle vicinanze degli organi sessuali. Le ghiandole del cervo asiatico sono state per secoli l'oggetto del desiderio di santoni e trafficanti che attribuivano loro proprietà curative e afrodisiache. Il muschio fresco, appena estratto dalle ghiandole, ha un sentore intenso, acre e non piacevolissimo, che ricorda quello dell'urina, ma se diluito sviluppa toni floreali. Per ottenere il muschio è necessario uccidere i cervi, rimuovere le ghiandole, farle seccare al sole e, alla fine, diluire il contenuto in alcol. Per un chilogrammo di muschio sono necessari dai trenta ai cinquanta cervi, rendendo il muschio uno dei prodotti animali più costosi ed eticamente controversi della storia. Questo fino alla scoperta accidentale di Baur.

Il chimico tedesco ha avuto l'intuizione di non gettare via tutto l'esperimento, ma di lavorare su quel prodotto profumato che ha poi preso il nome di nitro-muschio o muschio toluene o, semplicemente, muschio Baur. Ne ha così brevettato il metodo di produzione definendolo «un metodo per produrre un sostituto a basso costo del muschio».

Al suo rilascio sul mercato ha riscosso un successo notevole e inaspettato, veniva venduto alla metà del prezzo del muschio naturale e, come spesso accade, da una scoperta ne nascono altre fino a formare un vero e proprio filone di ricerca nuovo. Lo sviluppo dell'industria petrolchimica ha permesso la produzione dei muschi policiclici simili ai musconi prodotti nelle ghiandole dell'animale e, parallelamente, si sviluppavano quelli macrociclici, più simili ad alcune molecole, i lattoni, presenti nelle piante. Nel tempo i muschi sintetici hanno sostituito quello naturale e a partire dal 1973, con la Convenzione sul commercio internazionale delle specie di fauna e flora selvatiche minacciate di estinzione, sottoscritta a Washington, il commercio di specie protette e di loro derivati, come il muschio del cervo asiatico, è vietato, anche se c'è sempre qualcuno che abusivamente continua a cacciare i cervi per vendere le ghiandole a prezzi stratosferici.

Negli ultimi anni, molte delle molecole prodotte per via sintetica, come il primo nitro-muschio di Baur, sono state ritirate dal commercio perché tossiche o dannose per l'ambiente, ma quella del muschio che in realtà non lo è, sostituita da quello che doveva essere un esplosivo ma non lo era, rimane una bella storia e un esempio di come, a volte, la migliore alleata degli animali sia proprio la scienza.

La scoperta di Baur ha poi dato il via a un settore che sta esplodendo negli ultimi anni e che la biotecnologa che è in me non può che apprezzare: quello della *Biotech beauty*, che vede nell'acido ialuronico il suo principale esponente, e che ha molte prospettive interessanti.

Healon è stato il primo prodotto a base di acido ialuronico a essere brevettato. Era il 1979, si utilizzava nelle operazioni chirurgiche all'occhio per recuperare la perdita di umor vitreo, e l'acido ialuronico era estratto dalle creste di gallo che ne contengono elevate quantità: fino a sette milligrammi per grammo di tessuto.

L'estrazione da tessuti animali è macchinosa, costosa e comporta dei rischi di contaminazione che mettono in pericolo la sicurezza del prodotto. Perciò, a partire dagli anni Novanta, la produzione di questo polisaccaride si è spostata verso le fermentazioni batteriche. Ci sono alcune sottospecie di streptococchi, per esempio, che lo producono naturalmente, ma producono anche alcune tossine rendendo, di nuovo, la produzione rischiosa. La soluzione è arrivata nei primi anni Duemila dai miei colleghi biotecnologi che hanno trasferito dentro a batteri della specie *Bacillus subtilis* le istruzioni genetiche per produrre l'acido ialuronico. I batteri si sono trasformati così in piccole fabbriche di acido ialuronico arrivando a produrne fino a quattro grammi per litro di coltura e sostituendo praticamente del tutto la produzione animale.[45]

L'acido ialuronico prodotto dai batteri geneticamente modificati è meno naturale di quello estratto dalle creste di gallo? E sono meno naturali delle loro controparti gli altri ingredienti prodotti per via biotecnologica spuntati sul mercato negli ultimi anni? E, soprattutto, siamo consapevoli di spalmarci i prodotti dei temutissimi Ogm? Già, perché l'atto di modificare geneticamente un organismo vivente porta alla produzione di un cosiddetto «organismo geneticamente modificato» che è quanto di più lontano dall'idea comune di naturale ci possa essere, ma salva i galli. Ancora una volta ci troviamo di fronte a un esempio di come la scienza possa andare incontro alla natura creando ingredienti equivalenti, sicuri ed efficaci. La palla poi passa al consumatore, che si trova di fronte al dilemma se salvaguardare gli animali scegliendo un prodotto fatto in laboratorio o preferire la versione «naturale» che però utilizza ingredienti animali.

Ma i casi non finiscono qui. L'azienda svizzera di profumi Givaudan nel 2019, tramite la fermentazione della canna da zucchero, ha prodotto una versione biotecnologica di una delle fragranze più famose e controverse della storia, l'ambra grigia, che si otteneva, e in certi Paesi si ottiene ancora, dalla raccolta delle secrezioni dei capodogli. Sempre dalla canna da zucchero, l'azienda «vegana» Biossance sta producendo una versione biotecnologica dello squalano, un derivato dello squalene più stabile e più utilizzato in cosmetica, e un'altra azienda statunitense ha prodotto HumaColl21, un collagene «umano», già usato per prodotti di *skincare*, che a differenza del collagene di derivazione animale è adatto anche al mercato *halal*. So che parlare di collagene «umano» può suonare un po' inquietante, ma una delle prime grandi sfide delle biotecnologie è stata quella di riuscire a insegnare a batteri e lieviti a produrre proteine umane. La prima volta che ci siamo riusciti è stato nel 1982 con l'insulina, arrivando a produrre una proteina identica a quella prodotta dalle nostre cellule e che, a differenza di quella che si usava prima e che era estratta dal pancreas dei maiali, non dava problemi di compatibilità con l'organismo umano. Questo succede perché le proteine, anche se mantengono lo stesso nome da una specie all'altra, possono avere differenze nella composizione che possono far reagire il nostro sistema immunitario. Produrre proteine umane evita questo inconveniente. Non è il caso di HumaColl21, che verrà solo spalmato sulla pelle, ma essere in grado di produrre collagene umano è una gran cosa. Oltretutto, in questo caso, la dicitura «collagene vegano *cruelty free*» sarebbe non solo accettabile, ma anche formalmente corretta.

Secondo la rivista «Cosmetics Design» sono una cinquantina gli ingredienti biotecnologici già in uso a vari livelli: da un lato cercano di proporre le novità che servono al marketing per riuscire a differenziarsi dalla concorrenza, dall'altro di innovare un settore proponendo soluzioni a problemi di diversa natura.

Non voglio farla troppo facile e non voglio nemmeno far passare l'idea che la produzione biotecnologica di collagene possa soppiantare quella di derivazione animale, così come non penso sia corretto comunicare questi nuovi prodotti come a impatto zero. I prodotti della *Biotech beauty* hanno un impatto, così come ce l'hanno quelli tradizionali, che deve essere misurato e valutato caso per caso.

Quello che mi sembra molto interessante di questo movimento, però, è la spinta opposta a quella della *Clean beauty*, che punta tutto sul «togliere» ingredienti scomodi. In questo caso, si cerca di farli diventare comodi, dove *comodo* può voler dire meno impattante per l'ambiente, meno cruento, più semplice da produrre o meno costoso.

E che delle soluzioni più sostenibili ed etiche arrivino dalle biotecnologie, da biotecnologa lo trovo molto divertente.

È la reinvenzione della natura, bellezza.

È la storia che conta

Sono ben consapevole che questi discorsi un po' futuristici sulla *Biotech beauty* si scontrano con il fascino della natura e dei suoi veri prodotti. Il meccanismo mentale che entra in gioco è lo stesso che ci porta a guardare con sospetto le alternative vegetali o biotecnologiche della carne: abbiamo imparato ad assaggiarle, ma ci vorranno anni prima che sostituiscano in toto la carne vera, ammesso che mai lo faranno. Con i cosmetici non è poi così diverso, perché chi compra una crema a base di bava di lumaca vuole il racconto che c'è attorno, vuole anche le leggende inventate sulla sua scoperta, vuole l'idea di avere un prodotto che si perde nella notte dei tempi, non vuole semplicemente la somma degli ingredienti scritti su un barattolo uscito da un magazzino. E accetta anche che il prodotto non sia perfettamente performante, o etico.

Gli ingredienti di origine naturale ci affascinano perché, a differenza di quelli sintetici, ci raccontano una storia, e le storie ci fanno stare bene. È per questo che ci arrabbiamo molto quando arriva qualcuno a distruggerle. Ma una storia, o un'ideologia, non deve chiuderci gli occhi, non deve impedirci di indagare più a fondo per capire cosa c'è dietro un prodotto o un messaggio pubblicitario.

Avere a che fare con ingredienti complessi di origine naturale, come gli estratti vegetali, gli oli essenziali o i derivati animali, significa avere a che fare con una variabilità alla quale noi biologi e biotecnologi siamo abituati, anzi, la apprezziamo, ma che raramente piace ai consumatori. Di solito, tendiamo a scansare la complessità a vantaggio delle risposte secche e definitive: dunque, bava sì o bava no?

Ecco, mentre torno a casa dalla mia visita a Cherasco penso che, per me, la risposta non è mai semplice e netta, è sempre complessa. La bava di lumaca è un ingrediente del quale possiamo tranquillamente fare a meno, che possiamo sostituire con materie prime di sintesi o ottenute da altre filiere, ma i cosmetici non sono beni di prima necessità e la componente emozionale gioca un ruolo fondamentale. Potrebbe funzionare una bava biotech? Eviterebbe sicuramente uno stress inutile alle lumache. Però è anche vero che c'è modo e modo di allevare le chiocciole, e la moda crescente legata all'uso della bava ha permesso la rinascita di un settore agricolo che era poco produttivo. Ed eccoci di fronte a un nuovo dilemma, per il quale una risposta semplice non c'è e quella complessa va cercata nella conoscenza dei processi e delle filiere.

E adesso pongo io a voi la domanda protagonista del capitolo: preferite il prodotto «naturale», che a volte comporta lo sfruttamento degli animali, o volete salvaguardare gli animali acquistando quello biotecnologico?

Se continuate a cambiare idea, se fate fatica a trovare una risposta, ottimo, significa che ho fatto bene il mio lavoro.

IV

Naturale non è sempre sinonimo di benefico

Nel capitolo precedente abbiamo visto che non sempre un prodotto naturale è la scelta più etica per un consumatore particolarmente sensibile e attento. E se la cosa vi ha spiazzato, in questo capitolo vi spiazzerò ancora. Se siete tra le tante persone che pensano che «tutto ciò che è naturale fa bene» o che un prodotto naturale non possa in alcun modo essere pericoloso o dannoso, ebbene, troverete di che stupirvi. Perché anche gli ingredienti naturali, come tutti, contengono insidie e pericoli – qualcuno ricorda la famosa cicuta? –, dunque è importante conoscerli e, ancora una volta, mettere da parte *storytelling* e ideologie per addentrarsi nei meandri della scienza.

Il processo

È il pomeriggio del 20 maggio 2021, siamo nelle aule virtuali del Senato della Repubblica alla presenza del sottosegretario di Stato al ministero della Salute Pierpaolo Sileri e di Massimo Casciello, al vertice della direzione generale per l'igiene e la sicurezza degli alimenti e la nutrizione del ministero della Salute. Il tema dell'audizione sono gli effetti dell'entrata in vigore del Regolamento 2021/468 della Commissione europea che «mette in difficoltà molte nostre aziende e per alcune prefigura un serio rischio di sopravvivenza» dichiara in apertura l'onorevole Dario Stefano, presidente della Commissione permanente sulle politiche Ue del Senato, definendo «incomprensibile» il divieto imposto dal Regolamento della commercializzazione di prodotti contenenti determinate sostanze chimiche.

«Il regolamento si basa su un parere dell'Efsa non del tutto ultimativo» continua Stefano, «che rileva una presunta dannosità per la salute [...] e ci è sembrato evidente da subito che vi fosse una mancanza di proporzionalità tra il tenore del parere, formulato non in termini assoluti, e il divieto di commercializzazione previsto dal regolamento.» Per questo motivo, il presidente chiede che «il Governo si attivi a livello politico presso le istituzioni europee per cercare di integrare e di modificare la normativa appena approvata, in modo tale da renderla un po' meno drastica e severa nei confronti degli operatori interessati dal divieto di commercializzazione», in più si aspetta che «il Governo immagini una qualche forma di compensazione finanziaria nei confronti dei soggetti privati che dall'oggi al domani hanno dovuto cessare o dovranno limitare fortemente le loro attività a causa dell'entrata in vigore del regolamento» e per ultimo che valuti «l'opportunità di ricorrere presso il giudice europeo al fine di chiedere l'annullamento di questo regolamento».

Gli danno man forte i rappresentanti delle associazioni di categoria che entrano nel merito scientifico del provvedimento dichiarando che «il divieto si basa su un possibile problema di cancerogenicità e genotossicità. In sintesi, l'Efsa nella sua *scientific opinion* conclude il suo rapporto ipotizzando che potrebbe esserci un reale rischio», ma «si riporta tuttavia che permane l'incertezza scientifica di tali effetti, che pertanto andrebbero verificati». Insomma, potrebbe essere cancerogeno, ma non ne siamo ancora del tutto sicuri.

«L'Italia è leader mondiale nel settore» aggiunge il rappresentante delle aziende, quindi «è necessario valutare la ricaduta economica che l'applicazione di tale regolamento avrebbe con ripercussioni negative rilevanti su tutta la filiera.» Un mercato che, continua un altro esponente delle aziende coinvolte, «vale circa 3,8 miliardi di euro; di questi,

800 milioni vengono esportati. Già questo, quindi, fa capire l'importanza del settore che annovera circa 22.000 addetti». A questo si aggiunge il «dubbio che in casi come questo non la salute del cittadino europeo sia stata messa al primo posto, ma che la scelta proibizionistica sia solo il frutto di una contrapposizione commerciale in atto tra i Paesi del Nord Europa e quelli del Sud» sulla base di una differenza nell'approccio a questo genere di prodotti, «quindi tra lobby di interessi industriali».

Tipico delle aziende, potremmo pensare, cercare di ridimensionare un allarme lanciato da un ente indipendente di controllo facendo invece leva sull'utilizzo diffuso e sull'importanza per l'economia. Quante volte lo abbiamo visto fare? Quante volte abbiamo visto emergere i distinguo di fronte alla valutazione negativa di una sostanza chimica importante per un certo settore industriale? Nel mio libro precedente, *La scienza nascosta dei cosmetici*, ho raccontato del lavoro che stanno facendo le associazioni di categoria delle aziende cosmetiche nazionali e internazionali per contenere i danni di un'annunciata restrizione delle microplastiche. In fondo, il lavoro di queste associazioni è proprio quello di difendere gli interessi delle proprie aziende associate. Starà poi agli organi politici trovare il giusto compromesso tra gli interessi di tutti (cittadini compresi, ovviamente) e la valutazione scientifica di enti come Efsa o, nel caso delle microplastiche, l'Autorità europea per le sostanze chimiche Echa.

Quando però si parla di salute e di sostanze cancerogene ci aspettiamo che la bilancia degli interessi penda dalla parte dei cittadini e che si prendano provvedimenti, magari più restrittivi del necessario, «per precauzione». Quante volte avete sentito pronunciare da chi è sospettoso verso l'industria chimica o la chimica stessa frasi come «Il sicuro per legge non esiste!», «Con la salute non si scherza!», magari protestando per i tempi lunghi che intercorrono tra l'inizio della valutazione del rischio di una sostanza e l'effettivo provvedimento restrittivo? Su un forum dedicato ai cosmetici naturali ho letto un'invettiva contro aziende e autorità europee responsabili di aver fatto ammalare molte persone per non aver agito tempestivamente per vietare una determinata sostanza chimica.

Mi aspettavo di leggere proteste simili anche per questa audizione e per la risposta accondiscendente di Sileri, che ha spiegato ai presenti che l'Italia aveva votato contro il provvedimento restrittivo e che aveva chiesto di «mettere queste sostanze sotto monitoraggio, alla luce dell'incertezza sulla loro effettiva tossicità, piuttosto che bandirle del tutto». Insomma, dare ancora tempo alle aziende – oltre quello che hanno già avuto a disposizione dalla valutazione di Efsa del 2017 – per adeguarsi, produrre documentazione o cambiare produzione. Sileri aggiunge che il ministero sarà «al fianco di coloro che proporranno ricorso, supportandoli in questo contenzioso, sottolineando, come abbiamo appena fatto, tutte le criticità del regolamento».

Dicevo che mi aspettavo di vedere proteste tonanti contro questa iniziativa, interrogazioni parlamentari contro il ministero al soldo delle associazioni industriali, petizioni su Change.org, dibattiti indignati sui giornali sul pericolo delle lobby, «La salute dei cittadini deve venire prima dei profitti delle aziende!», ma niente.

Non una riga. Non una protesta. Manco un *j'accuse*. Nulla.

Sapete perché? Perché la protagonista di tutta questa vicenda non è una sostanza chimica di quelle che abbiamo imparato a conoscere nel dibattito pubblico. Non parliamo di siliconi, non parliamo di filtri solari, non parliamo nemmeno di glifosato.

Parliamo di aloe. Già, proprio la pianta, quella che si usa per alleviare i sintomi delle scottature, della quale molte persone bevono il succo, che tanti usano come integratore, che la stragrande maggioranza considera non solo innocua, ma anche benefica. Peccato però che contenga «naturalmente» delle molecole, chiamate idrossiantraceni, genotossiche e cancerogene.

A difenderle in Senato non c'erano le classiche multinazionali della chimica, non c'era Big Pharma, ma c'erano FederSalus, che riunisce i produttori di integratori alimentari, e la Federazione erboristi italiani.[46]

Quella che avete letto è una storia abbastanza normale nel rapporto tra istituzioni e aziende. Non c'è nulla di male nel chiedere di salvare un settore produttivo importante, ed effettivamente, come ricordato dagli industriali, l'Italia è leader mondiale nel settore degli integratori. Sono vere anche alcune delle osservazioni tecniche presentate nell'audizione, sono veri certi distinguo e certe sottigliezze, ed è ragionevole la richiesta di pensare a un compromesso che permetta di continuare a utilizzare questi prodotti nonostante contengano sostanze cancerogene. In fondo, lo facciamo anche in altri casi, pensate al vino, alla birra e agli insaccati. Perché il prosciutto di Parma o di San Daniele possiamo continuare a mangiarli, mentre l'integratore con l'aloe no?

Per trovare una risposta dobbiamo partire dall'inizio della vicenda; userò come spunto una domanda posta dall'onorevole Pietro Lorefice, presente all'audizione. Lorefice osserva che «l'impulso di tutto è partito dall'Efsa, che è l'Autorità europea per la sicurezza alimentare», e fin qui ci siamo. «Vorrei capire meglio con quale tipo di studio e a quale livello di approfondimento l'Efsa normalmente fa questo tipo di attività? Ci sono altri casi di segnalazioni provenienti dall'Efsa che poi sono stati trasfusi in un regolamento europeo?» La domanda di Lorefice esprime bene la curiosità che può avere un comune cittadino di fronte alla complessità della macchina europea. Stupisce che un politico queste cose non le sappia, così come stupisce che, «visto che l'Efsa ha sede a Parma», voglia «chiedere direttamente un'audizione dei suoi rappresentanti per approfondire la questione con i diretti interessati che hanno originato gli studi».

Partiamo quindi dalle basi. L'Autorità europea per la sicurezza alimentare non conduce ricerche, nella sede di Parma non ci sono laboratori, gli esperti dell'Efsa non fanno test sulle sostanze. «Paragono quello che faccio a un processo giudiziario» mi spiega Camilla Smeraldi, team leader del gruppo di lavoro dell'Efsa sugli additivi e gli aromi, che si è occupata, tra le tante cose, della valutazione sugli idrossiantraceni presenti nell'aloe. Ho raccolto il suggerimento dell'onorevole Lorefice e ho chiesto un'audizione personale a Efsa per provare a raccontare il lavoro che fanno.

«Quando dopo la maturità dovevo decidere che corso di laurea seguire ero indecisa come tutti, ma avevo un'unica certezza: non avrei mai fatto giurisprudenza.» Smeraldi si è poi laureata in Chimica e tecnologie farmaceutiche, ma scherza sul fatto che «per una specie di contrappasso» si è ritrovata a lavorare con leggi e regolamenti quasi di più che se non avesse fatto l'avvocato. L'Efsa è un ente scientifico al servizio della Commissione europea. È stato fondato nel 2002 con il Regolamento n.178 del Parlamento europeo e del Consiglio d'Europa e la sua nascita ha segnato un passaggio storico perché ha diviso formalmente e in maniera netta le due fasi di valutazione e gestione del rischio degli alimenti che fino a quel momento erano condotte dalla Commissione stessa.

«L'Europa è tripolare» mi spiega Michele Fino, mio esperto da taschino di questioni europee. «Abbiamo un Consiglio partecipato dai governi degli Stati membri, abbiamo un Parlamento che eleggiamo noi cittadini e abbiamo poi la Commissione che è il braccio operativo, quella che si occupa della gestione ordinaria.» La Commissione è una struttura gigantesca, ci lavorano ventimila persone, qualificatissime e con competenze che vanno dalla salute all'agricoltura, passando per l'economia e il clima, e ha il compito di emettere direttive o proporre leggi e regolamenti al Parlamento che poi voterà.

Fino mi spiega che il sistema che prevedeva che fosse la Commissione a valutare e poi gestire il rischio «è andato bene fino a quando non è arrivato il morbo della mucca pazza», una malattia provocata da alcune proteine modificate chiamate prioni che si aggregano nel cervello dei bovini formando delle placche che portano inevitabilmente alla morte. Questa malattia può essere trasmessa agli esseri umani provocando conseguenze analoghe nel nostro cervello. La situazione è diventata preoccupante a metà degli anni Novanta, soprattutto nel Regno Unito, quando la malattia si è trasformata in epidemia a causa delle condizioni di allevamento dei bovini alimentati con farine animali, provocando la morte di quasi duecento persone in tutto il mondo. «La Commissione è un organo politico» continua Fino, «e un organo politico subisce pressioni che possono influenzare il processo di valutazione del rischio. Sulla vicenda della mucca pazza si è mossa tardi e male» provocando una serie di reazioni a catena come la chiusura delle frontiere e il blocco delle importazioni. Il Regolamento 178/2002 è figlio di quel disastro lì e separa, come dicevamo, nettamente la parte di gestione del rischio, che rimane in capo alla Commissione, da quella della valutazione, che viene affidata alla nascente Efsa, un ente indipendente, formato da scienziati che non prendono provvedimenti, non hanno potere esecutivo, ma forniscono un parere scientifico su un determinato tema che la Commissione userà come base per le proprie proposte o decisioni. In campo cosmetico, il ruolo che l'Efsa svolge per gli alimenti è svolto dal Comitato scientifico per la sicurezza dei consumatori (Cssc), del quale abbiamo già parlato più volte nelle pagine precedenti, ma è importante anche il ruolo dell'Autorità europea per le sostanze chimiche, che si occupa anche di proporre revisioni dei diversi settori, come nel caso degli inchiostri per tatuaggi – lo vedremo più avanti.

Sul piano pratico, Camilla Smeraldi mi racconta che «l'Efsa riceve l'incarico di fare una valutazione di sicurezza prevalentemente da parte della Commissione o, occasionalmente, dagli Stati membri» e queste richieste sono sostanzialmente di due tipi: «richieste di autorizzazione all'immissione in commercio o all'uso di una particolare dicitura che derivano dall'inoltro di dossier provenienti da aziende del settore, per esempio», oppure «quelli che chiamiamo mandati generali, cioè la richiesta da parte della Commissione di valutare questioni di natura più generale o non necessariamente riconducibili a una sola azienda, come, per esempio, la valutazione del rischio di contaminanti presenti nella catena alimentare o la rivalutazione di tutti i coloranti consentiti».

Ricade nel primo caso la storia dell'aloe che tanto ha fatto smuovere gli animi degli erboristi e dei produttori di integratori, mentre è finito sotto l'esame di un mandato generale un altro ingrediente famoso di cui, nei mesi di scrittura di questo libro, si è parlato molto nel dibattito pubblico, il biossido di titanio.

Il difficile caso del titanio

Il biossido di titanio è uno degli ingredienti storici di moltissimi settori produttivi, dalle vernici alla pasticceria, dai cosmetici all'edilizia. In campo alimentare si usa, con la sigla E171, come colorante bianco per integratori, prodotti da forno, zuppe, brodi, salse, insalate, creme salate da spalmare, nella pasta da zucchero e, più in generale, nei prodotti per la decorazione e il modellaggio delle torte; mentre in campo cosmetico ha le applicazioni più disparate: viene utilizzato come protezione solare (insieme all'ossido di zinco è uno dei famosi «filtri fisici» che sono percepiti come più «naturali» dei temutissimi «filtri chimici»), base per la produzione di pigmenti perlescenti, riempitivo per far volume.

Il 6 maggio del 2021 è uscita una nota di Efsa nella quale si comunicava che proprio a proposito del biossido di titanio l'Autorità «non ha potuto escludere timori in termini di genotossicità, ovvero la capacità di una sostanza di danneggiare il Dna. Dopo l'ingestione l'assorbimento di particelle di biossido di titanio è basso, tuttavia esse possono accumularsi nell'organismo. Tale elemento, insieme alla carenza di dati, ha comportato per il gruppo di esperti scientifici l'impossibilità di trarre conclusioni circa la sicurezza del TiO_2[47] per gli animali, i consumatori e l'ambiente. Per quanto riguarda la sicurezza dei consumatori, il biossido di titanio, se inalato, è considerato potenzialmente cancerogeno».

Leggere le parole «genotossico» e «cancerogeno», pur con tutte le cautele espresse nella nota, associate a un prodotto utilizzato per le torte di compleanno dei bambini potete immaginare che tipo di reazioni abbia generato. Le associazioni di consumatori si sono mosse per chiederne il bando, i pasticceri hanno domandato preoccupati delucidazioni alle aziende, le aziende hanno minimizzato appellandosi al fatto che la valutazione di Efsa non è un divieto all'uso del colorante, gli altri settori produttivi, come quello cosmetico, hanno iniziato a sudare freddo, perché quando succede qualcosa di grosso in campo alimentare, poi sicuro arriva anche a loro, moltiplicato per dieci.

Per esempio, sappiamo già da molto tempo che il naturalissimo biossido di titanio tanto in voga nel make-up minerale e nei solari con filtri fisici è «cancerogeno se inalato», come riportato dalla nota di Efsa, ma anche nei pareri del Cssc che, infatti, lo ha valutato come non sicuro negli spray, con un processo simile a quello dell'ossido di zinco di cui abbiamo già parlato.

In campo alimentare, la storia della valutazione del biossido di titanio parte da lontano, mi racconta Camilla Smeraldi, «nel 2010, dopo la pubblicazione della lista con tutti gli additivi in uso fino a quel momento, circa trecento, e la Commissione ci ha chiesto di valutarli nuovamente tutti»[48] con un ordine di priorità che metteva per primi i coloranti, a seguire i conservanti, poi gli emulsionanti, per ultimi i dolcificanti subito dopo le sostanze non classificabili in nessuna di queste categorie.

Per ognuna di queste sostanze «bisogna seguire una procedura ben definita» continua Smeraldi, che serve a garantire uno standard comune a tutte le valutazioni. Ogni sostanza, sia essa di origine naturale o sintetica, riceve lo stesso trattamento.

Questo potrà forse stupire qualcuno che si aspetta, magari inconsciamente, un qualche «trattamento di favore» per le sostanze presenti in natura, ma dal punto di vista della sicurezza non fa alcuna differenza se una molecola è stata sintetizzata in un laboratorio o prodotta in natura.

«Ci viene chiesto di partire dall'ultima valutazione fatta per quella sostanza da parte di un organismo scientifico competente. A volte facciamo un lavoro anche un po' da archeologi perché tocca andare a ripescare documenti degli anni Cinquanta o Sessanta del secolo scorso», poi bisogna «rivedere tutta la letteratura nuova», cioè tutti gli studi che sono stati condotti sulla sicurezza di quella sostanza nel tempo intercorso tra l'ultima valutazione e il presente. E poi, chiude Camilla Smeraldi, «pubblichiamo dei bandi per raccogliere eventuali nuovi dati scientifici sulle sostanze che stiamo valutando».

Vincenzo Rialdi, presidente del gruppo Mapic per le materie prime in cosmetica e additivi per l'industria cosmetica e farmaceutica di Federchimica, conferma che «alle aziende arrivano continuamente richieste di dati per integrare valutazioni in corso». Le associazioni di categoria si occupano di diramare l'annuncio agli associati «in modo che chiunque si senta chiamato in causa o abbia dati rilevanti possa farsi avanti». È successo ovviamente anche per il biossido di titanio, così come per l'aloe, ed è anche un modo, non esplicitato, per permettere alle aziende e alle associazioni di categoria di intervenire tempestivamente per cercare di «difendere» i propri prodotti.

Alla fine di questo lungo processo il gruppo di scienziati dell'Efsa mette tutto assieme, tira le conclusioni e arriva, per usare la metafora processuale di Camilla Smeraldi, alla sentenza.

Il biossido di titanio, essendo un colorante, è stato tra i primi a essere preso in esame, tuttavia la valutazione ha richiesto qualche anno ed è arrivata nel 2016 con conclusioni rassicuranti, ma con qualche incertezza. «Nel 2015, quando la rivalutazione del biossido di titanio si stava completando, i nostri esperti iniziavano a interrogarsi sulla presenza di nanoparticelle nelle sostanze utilizzate come additivi alimentari» mi racconta Smeraldi. Le nanoparticelle sono una delle preoccupazioni principali degli enti scientifici e regolatori europei. Le loro dimensioni – il prefisso "nano" si riferisce proprio alle misure dell'ordine del nanometro, cioè un miliardesimo di metro – fanno sì che possano essere assorbite molto facilmente nell'organismo e accumularsi. Per darvi un'idea, sono talmente piccole che per riuscire a riempire lo spazio di un millimetro tra una tacca e l'altra di un righello ne servono diecimila. «Avevamo alcune incertezze sia sulla composizione delle polveri di biossido di titanio, cioè sull'eventuale quantità di nanoparticelle presenti, sia sulla potenziale tossicità riproduttiva» continua Smeraldi. «Avevamo trovato studi su possibili effetti tossici, ma questi ultimi erano molto limitati e non permettevano di arrivare a stabilire una dose giornaliera accettabile per la sostanza.»

Questo è un punto molto importante, perché le valutazioni di sicurezza vengono fatte proprio considerando che una persona assuma quella determinata sostanza per tutti i giorni della sua vita. È chiaro che parliamo di condizioni estreme che magari non si verificano mai, ma garantiscono la massima sicurezza possibile, come mi spiega benissimo Camilla Smeraldi dicendomi che si sente fortunata a vivere «in una parte del mondo dove ci sono standard e regole che garantiscono che quello che mangiamo è sicuro» e, aggiungo io, che è sicuro anche quello che spalmiamo sulla nostra pelle per lo stesso approccio rivolto alla difesa del consumatore. Se una sostanza riesce a superare la valutazione di sicurezza dell'Efsa o del Cssc significa che alla luce di tutti i dati disponibili in quel momento è sicura. Quindi, sarà anche vero che «il sicuro per legge non esiste» come ripetono spesso certi guru che si autonominano tali, ma è soprattutto vero che esistono leggi che garantiscono la sicurezza. E non è poco.

Le incertezze nella valutazione del 2016 del biossido di titanio hanno rilanciato la palla alle aziende, con la richiesta della Commissione di produrre dati specifici su questo aspetto e con una nuova valutazione da parte di Efsa che è arrivata il 6 maggio 2021 e per la quale sono state applicate le nuove linee guida, in materia di nanoparticelle, che nel frattempo erano uscite e che sono molto severe sia sulle nanoparticelle create apposta così piccole per ottenere ingredienti con caratteristiche tecniche specifiche – come, per esempio, una colorazione più intensa o un effetto più trasparente – sia su quelle che si creano incidentalmente durante un processo produttivo. Immaginate di dover produrre un macinato di caffè con una certa granulometria. Mettete i vostri chicchi dentro al macinino, impostate le dimensioni desiderate e accendete la macchina. Otterrete una polvere che avrà per la maggior parte la granulometria desiderata, ma non potete impedire la produzione di una polvere più fine. Nel caso della produzione di polveri minerali succede qualcosa di simile con una certa componente «nano» che, anche quando non viene aggiunta di proposito, può essere presente e andare ad accumularsi nell'organismo e provocare problemi.

«Anche se le evidenze di effetti tossici non sono state conclusive» scrive il sito dell'Efsa, «i nostri scienziati non hanno potuto escludere timori in termini di genotossicità e non hanno potuto stabilire un livello di sicurezza per l'assunzione di biossido di titanio.»

Non c'è la certezza che il biossido di titanio faccia male, ma c'è un dubbio ragionevole che possa essere così e quindi non è più valutato come sicuro.

Il lavoro di Efsa finisce qui. Non è compito dell'Autorità decidere se eliminare il biossido di titanio dalla lista degli additivi o se applicare qualche restrizione. Queste sono scelte politiche che deve prendere la Commissione, e gli scenari possibili sono diversi.

Michele Fino spiega di nuovo che «la gestione del rischio non è schiacciata sul parere di Efsa. La Commissione deve tenerne conto, non può ignorarlo, ma può prendere decisioni diverse anche in base alle ricadute economiche e sociali del provvedimento». Nel caso dell'alcol, per esempio, abbiamo una valutazione decisamente negativa, sappiamo che è un cancerogeno certo, per il quale non sono indicate soglie giornaliere di assunzione sicura (no, neppure il proverbiale bicchiere a pasto), eppure, provoca Fino, «non c'è la fila per chiedere di levare il vino dalle tavole e non mi risulta che la Commissione si stia muovendo per farlo». Questo per molti motivi. Il consumo di alcolici è parte della cultura europea e, continua Fino, «costituisce un consumo edonistico più che nutrizionale». Insomma, beviamo perché ci piace e in un periodo storico come questo il consumo di una sostanza a scopo di piacere ha una sua rilevanza. Ma c'è ovviamente anche una componente economica che non può essere trascurata. Il mercato del vino e degli alcolici è importante per l'Unione e affossarlo potrebbe non essere una buona idea.

In questa fase hanno un ruolo fondamentale quelle che vengono chiamate lobby, cioè i gruppi portatori di interessi come le associazioni di categoria delle aziende, ovviamente, ma anche le associazioni di consumatori o le organizzazioni non governative, che dialogano quotidianamente con i politici. Quello che è importante per Michele Fino è che «il lobbista ci vada alla luce del sole, con un appuntamento registrato», e mi racconta di un commissario costretto alle dimissioni per essere stato beccato a cena con un lobbista senza averlo dichiarato nei registri pubblici. Il punto è che non è sbagliato che la politica incontri i portatori di interesse, proprio perché le decisioni politiche devono essere calate nella realtà e devono poter essere realizzabili. Quello che è sbagliato è farlo di nascosto, nelle «segrete stanze», senza che vi sia traccia degli incontri.

Quindi, uno degli scenari possibili è che la Commissione lasci tutto così com'è, valutando la diffusione dell'uso di questo ingrediente, le ricadute per il mercato e l'eventuale presenza di sostituti. Un altro scenario è che si scelga di usare la linea dura e si vieti totalmente l'uso del biossido di titanio come additivo alimentare. La terza possibilità è che si scelga di fare quella che Fino definisce una «gestione informativa» che non vieti di assumere quella determinata sostanza, ma, per esempio, ne indichi una quantità o una frequenza di assunzione da non superare. In altri casi, possono anche esserci deroghe per alcuni settori. Michele Fino mi fa l'esempio dei grassi trans, una particolare categoria di grassi che è stata fortemente limitata per l'utilizzo in Europa. Tuttavia ci sono alimenti di origine animale, come la carne bovina o suina, che contengono naturalmente una certa quota di grassi trans e quindi un divieto totale non è applicabile. Perciò la scelta di gestione fatta dalla Commissione non è di vietare il consumo di carne, ma di mettere in guardia i consumatori dall'eccesso del consumo di questi alimenti. «È sempre un bilanciamento fra costi e benefici» conclude Fino, dando un po' il senso del lavoro difficile che fanno gli enti regolatori e del quale noi vediamo solo un piccolo pezzo.

Dopo la sentenza

Come abbiamo visto, con il biossido di titanio siamo fermi a metà strada. Abbiamo avuto una valutazione del rischio, ma non sappiamo ancora come verrà gestito da parte della Commissione. La storia dell'aloe, invece, ci permette di osservare anche questa seconda parte, perché, come abbiamo visto dalle reazioni accese delle associazioni di categoria dei produttori di integratori e degli erboristi, la sentenza della Commissione è arrivata ed è molto restrittiva.

L'evento che ha scatenato la cascata rovinosa dell'aloe è avvenuto nel 2013, quando l'azienda Vivatech ha chiesto alla Commissione europea l'autorizzazione a utilizzare una dicitura di tipo salutistico sul «miglioramento delle funzioni intestinali» per un integratore dal nome evocativo, Transitech®, contenente una famiglia di molecole chiamate idrossiantraceni. Quindi qui ci troviamo di fronte a uno di quei casi, dei quali ci raccontava Camilla Smeraldi, di valutazione che parte da una richiesta specifica e non da una revisione generale di un settore.

Gli idrossiantraceni sono presenti nella parte più esterna delle foglie dell'aloe, ma anche in altre piante, come la senna o il rabarbaro, che sono molto amare e, come ha potuto confermare Efsa, incaricata di valutare la richiesta, hanno un'azione purgante tale da giustificare l'utilizzo della dicitura. Assieme all'approvazione, però, è arrivata anche un'avvertenza dall'Autorità a non utilizzare queste sostanze per periodi superiori alle due settimane per non mettere a rischio la propria salute.

La Commissione ha quindi deciso di indagare più a fondo chiedendo a Efsa un'altra valutazione, questa volta, però, sulla sicurezza degli idrossiantraceni negli alimenti, e di fornire un parere sulla dose di assunzione giornaliera priva di effetti nocivi per la salute.

La risposta è arrivata come una bomba alla fine del 2017: gli idrossiantraceni contenuti nelle foglie dell'aloe sono genotossici e possono essere cancerogeni, tant'è che una dose giornaliera sicura non è possibile calcolarla. Il parere espresso da Efsa è in linea con quelli espressi nello stesso periodo dall'Agenzia europea per i medicinali (Ema) e dall'Agenzia per la ricerca sul cancro (Iarc), che ha inserito l'estratto di foglie di aloe nel gruppo dei possibili cancerogeni, e tutti e tre sono alla base del provvedimento, entrato in vigore l'8 aprile 2021, che vieta la commercializzazione di alimenti e integratori contenenti queste sostanze. L'aloe potrà continuare a essere utilizzata, ma solo nella sua parte più interna, il gel, che non contiene le sostanze incriminate se non in tracce (e che quindi non è purgante). Allo stesso modo sarà possibile continuare a fare uso di cosmetici a base di aloe perché l'azione genotossica e cancerogena riguarda solo il consumo alimentare.

I forum e i gruppi online dedicati a questi prodotti sono esplosi. C'è chi si chiede come sia possibile che una pianta del genere possa far male – «è naturale, no?» –, chi vorrebbe gettare via tutte le scorte casalinghe, chi si organizza per produrre i purganti autonomamente e chi, come abbiamo visto, tra i produttori, accusa Efsa e la Commissione di aver lavorato male o di aver assecondato interessi più forti. Nei giorni successivi all'entrata in vigore del provvedimento circolava su WhatsApp e sui social un testo scritto probabilmente da qualcuno interno al mondo erboristico e «copincollato» dai fan dell'aloe nel quale si facevano notare alcune criticità nella valutazione e poi nella gestione della vicenda. In particolare, Efsa veniva accusata di essersi concentrata sulle singole molecole e non sull'estratto vegetale: «Il fitocomplesso! Non tengono conto del fitocomplesso». Questa parola magica, fitocomplesso, ritorna spesso nelle difese d'ufficio di questo o quel prodotto naturale nei gruppi e forum online. Si faceva inoltre notare che la decisione della Commissione colpiva solo gli integratori alimentari, ma non altri prodotti contenenti queste sostanze come i medicinali o gli aromi (alcuni di questi estratti sono utilizzati nei liquori, per esempio) e si sottolineava la presenza di queste sostanze in moltissime altre piante destinate al consumo umano, dai piselli ai fagioli. «Com'è possibile tutto questo? Se una sostanza è ritenuta genotossica o cancerogena è tale solo se presente in una tipologia di prodotto e non in un'altra anche se le quantità e le concentrazioni sono le stesse o anche superiori?» si chiedeva in Senato il presidente della Federazione erboristi italiani.

Camilla Smeraldi mi spiega che il mandato che Efsa ha ricevuto dalla Commissione era delimitato: «Non ci è stato chiesto di valutare la sicurezza degli estratti di aloe, ma quella degli idrossiantraceni» presenti anche nell'aloe. Ma, così come per gli additivi, «ci sono linee guida specifiche che Efsa deve seguire per la valutazione della genotossicità delle miscele complesse nelle quali si raccomanda di andare a valutare innanzitutto la composizione degli estratti individuando la presenza di eventuali sostanze potenzialmente tossiche per il Dna». Insomma, inutile aggrapparsi alla scialuppa del fitocomplesso. Anche in questo caso, la valutazione della sicurezza deve essere fatta su un'assunzione quotidiana e prolungata per tutta la vita. Di nuovo, condizioni poco realistiche, ma nel caso dei purganti a base di idrossiantraceni non così poco plausibili, perché ci sono persone che ne diventano dipendenti e ne assumono regolarmente e per molti anni. Altro che le due settimane consigliate da Efsa.

Quando poi si parla di sostanze potenzialmente genotossiche, che interagiscono con il Dna, individuare una dose che con sicurezza non provocherà effetti negativi è molto difficile e, continua Smeraldi, «questo è anche il motivo per cui è sufficiente che un componente della miscela sia genotossico per non essere in grado di stabilire una dose accettabile».

L'opinione di Efsa sugli idrossiantraceni, però, non si limita all'analisi di queste molecole come riferito dai portatori di interessi. Smeraldi ci tiene a spiegarmi che si tratta di un lavoro che parte dagli studi epidemiologici, quindi su persone che utilizzano questi integratori, che dimostrano che c'è un aumento del rischio di sviluppare un tumore al colon rispetto alla media della popolazione.

A questo punto, i ricercatori di Efsa hanno cercato prove per capire se questo rischio fosse intrinseco a quella popolazione o se fosse invece legato ai purganti, perché una persona che ha già una predisposizione a sviluppare un tumore al colon potrebbe aver più bisogno di tali prodotti. Questa ipotesi è stata scartata sulla base degli studi di tossicità cronica nei roditori che, continua Smeraldi, «evidenziavano un aumento dell'incidenza di tumori al colon in animali trattati con estratti di aloe». Le dosi impiegate in questi studi, tuttavia, erano associate a diarrea, un dato che risulta coerente con quelli che provengono da studi epidemiologici su esseri umani e che «mostrano un aumentato rischio di tumore colorettale in quelle persone che fanno uso di lassativi, alcuni dei quali contengono anche idrossiantraceni».

Sulla base di questa valutazione, la Commissione, nei tre anni che separano la pubblicazione del parere di Efsa dal provvedimento, ha fatto quel lavoro di gestione che ha portato a una restrizione specifica e dura per un settore, quello alimentare e degli integratori, concedendo delle deroghe per alcuni utilizzi.

Possiamo per esempio immaginare che la Commissione abbia preferito limitare l'impiego dei purganti al settore farmaceutico per contenere l'uso fuori controllo che si faceva degli integratori. Dai medicinali ci aspettiamo che abbiano degli effetti collaterali, sono accompagnati da un foglietto illustrativo che li indica, e vanno assunti secondo una posologia. Gli integratori non hanno questi obblighi e il fatto che ci siano persone che li assumono quotidianamente per anni, come dicevamo, può diventare un problema sanitario importante.

Possiamo anche immaginare che si sia scelto di concedere l'uso di queste sostanze come aromatizzanti nei liquori perché l'utilizzo che se ne fa in quei casi è sporadico (e se non è sporadico, i problemi principali sono altri).

Possiamo anche ascoltare l'accusa delle associazioni dei produttori di integratori e immaginare che ci sia stato un lavoro di lobby da parte delle aziende farmaceutiche per tenersi il mercato. Come abbiamo visto è possibile e dovrebbe anche essere registrato, così come saranno registrati gli incontri privati fatti dai rappresentanti dell'industria degli integratori e dagli erboristi.

Possiamo poi immaginarci scenari diversi. A me, personalmente, piacerebbe che sugli integratori, soprattutto quelli che hanno un effetto e quindi anche degli effetti collaterali, ci fosse una comunicazione più chiara. Nessuno di noi prenderebbe con leggerezza per anni un medicinale che da indicazione non va assunto per più di due settimane. Perché ci sono persone che assumono integratori all'aloe per anni pensando che possa solo fare bene?

Ma c'è ancora un punto, che definirei etico, di tutta questa faccenda. Abbiamo visto le storie di due prodotti. Un colorante di origine minerale osannato, per ora, dalla cosmetica naturale e demonizzato nel mondo alimentare per il quale il giorno stesso della pubblicazione della valutazione di Efsa sono state fatte circolare petizioni per chiederne il divieto. Abbiamo invece degli integratori a base di aloe che contengono sostanze che sono state valutate come genotossiche nel 2017, che si sono continuati a vendere, legittimamente, fino al divieto arrivato nel 2021, e per i quali ancora si protesta per permetterne la commercializzazione, si minacciano ricorsi e si cerca di screditarne le valutazioni. Quello che mi chiedo è, quindi, perché, da un mondo che è sempre stato molto attento a segnalare ogni minimo studio che mettesse in dubbio la sicurezza dell'ultimo dei siliconi, non sia arrivata fin da subito una comunicazione chiara sui rischi legati a questi prodotti per educare i propri consumatori a un utilizzo responsabile. E mi domando anche perché siti, guru e paladini del naturale-a-tutti-i-costi che sparano ad alzo zero contro «la chimica», accusandola di ogni nefandezza, non stiano sparando gli stessi colpi contro l'aloe, ma anzi promuovano petizioni per modificare la decisione della Commissione.

Intendiamoci, non penso che si debba sparare contro l'aloe (d'altra parte io un po' di vino lo bevo). Penso che, come tutte le cose pericolose, possa essere usata se se ne trae un beneficio di qualche tipo, ma ben consapevoli dei rischi che si corrono.

Per riuscire a fare un bilancio corretto dei rischi e dei benefici «serve un approccio laico», come mi ha detto Marco Valussi, esperto e produttore di oli essenziali che conosceremo meglio nelle prossime pagine. La valutazione del rischio legato all'uso di una certa sostanza deve necessariamente essere fatta indipendentemente sia dall'origine (naturale o meno) di quella sostanza sia dalle possibili implicazioni economiche e sociali. Solo in questo modo, spogliando la sostanza di tutto il contorno fatto di tradizioni, utilizzi, mercato, simpatie e antipatie, si riesce davvero a capire se il suo uso può essere sicuro oppure no.

Servirebbe, eccome, un approccio laico!

Il caso della lavanda

L'Unione Europea verso il divieto dell'olio essenziale di lavanda: sarà classificato come tossico? titola un sito web di notizie del mondo green.[49]

«Entro la fine del 2022» continua l'articolo «l'Ue dovrebbe presentare un regolamento in merito a classificazione, etichettatura e imballaggio delle sostanze. Per il momento il progetto di legge della Commissione non è stato ancora presentato, ma è bastata la bozza a mettere in allarme produttori, distillatori, trasformatori e consumatori, soprattutto in Francia, Paese che conta 2500 produttori, 130 distillerie e centinaia di aziende nel settore delle essenze.»

Il riferimento è alle azioni messe in atto dalla Commissione europea nell'ambito del Green Deal, il programma che punta a «un'economia sostenibile, climaticamente neutra e circolare entro il 2050», come leggiamo sul sito dell'Unione europea.[50] Fra le azioni annunciate o già messe in atto c'è anche l'intento di combattere l'inquinamento proveniente da tutte le fonti «per un ambiente privo di sostanze tossiche». Parole che possono suonare un po' demagogiche e irrealizzabili, ma dietro le quali si nasconde una strategia concreta che riguarda molti settori produttivi, dall'agricoltura ai trasporti, e che mette la produzione, la gestione e lo smaltimento delle sostanze chimiche al centro delle attenzioni delle istituzioni.

L'Europa, infatti, è il secondo produttore mondiale di sostanze chimiche, con un volume di mercato di 3347 miliardi nel 2018, un milione e duecentomila posti di lavoro diretti, svariati milioni nell'indotto e una previsione di raddoppio entro il 2030.[51] A fronte di questo fermento produttivo c'è una preoccupazione pressoché totale da parte dei cittadini europei per l'impatto delle sostanze chimiche sia sulla salute sia sull'ambiente.

«Le nuove sostanze chimiche e i nuovi materiali devono essere intrinsecamente sicuri e sostenibili» leggiamo in una comunicazione ufficiale della Commissione al Parlamento dell'ottobre 2020, «a partire dalla produzione fino alla conclusione del ciclo di vita; occorre inoltre attuare nuovi processi e tecnologie di produzione che consentano la transizione dell'industria chimica verso la neutralità climatica.»[52]

Per raggiungere questo obiettivo, la proposta è di eliminare progressivamente dai prodotti di consumo le sostanze più pericolose, di ridurre al minimo quelle problematiche, di studiare meglio e contrastare gli effetti combinati fra sostanze chimiche diverse a cui siamo esposti e di garantire che produttori e consumatori abbiano accesso libero e facile alle informazioni.

L'Europa ha già una legislazione in materia di sicurezza dei consumatori tra le più severe al mondo e applica il "principio di precauzione" che abbiamo già incontrato nelle pagine precedenti, soprattutto a settori come quello alimentare e cosmetico, scegliendo un approccio preventivo che tutela i consumatori e fa sì che vengano messi in commercio solo ingredienti e prodotti valutati come sicuri.

«La riduzione dell'esposizione dei cittadini alle sostanze cancerogene negli ultimi decenni è stato uno dei maggiori benefici per la salute derivati dalla legislazione dell'Ue in materia di sostanze chimiche» si legge più avanti nel documento. L'obiettivo delle nuove azioni proposte dalla Commissione è di alzare ulteriormente l'asticella ed estendere a tutto il settore produttivo questo approccio, prendendo in considerazione alcune categorie di sostanze che, da quello che lasciano intendere a Bruxelles, avranno i riflettori puntati addosso nei prossimi anni, cioè quelle che «incidono sulla riproduzione o sul sistema endocrino, o sono persistenti e bioaccumulabili»: in due parole gli «interferenti endocrini».

Per l'Organizzazione mondiale della sanità gli interferenti endocrini sono «sostanze o miscele che alterano le funzioni del sistema endocrino e di conseguenza causano effetti negativi sulla salute in un organismo intatto, o nella sua progenie».[53] L'obiettivo quindi è di riconoscerli tempestivamente e ridurne al minimo l'esposizione applicando proprio il principio di precauzione.

Che cosa c'entra l'olio essenziale di lavanda, quindi? Apparentemente poco, come mi conferma Marco Valussi: «Quella petizione e le notizie che ha generato sono gonfiate oltre misura. Non è certamente una sorpresa, ma non c'è al momento nessuna indicazione specifica sugli oli essenziali». Valussi è un collega di chi quella petizione l'ha lanciata. Produce oli essenziali, anche di lavanda, ma a differenza dei francesi ha un approccio, appunto, laico, *evidence-based*, cioè «basato sulle prove», come si direbbe nel mondo della scienza.

In effetti, nel documento della Commissione, così come nei documenti redatti negli ultimi anni che hanno posto le basi per queste transizioni, non si nominano categorie specifiche di prodotti, non si parla di oli essenziali. I riferimenti sono molto generici e sono rivolti ai prodotti di consumo e alle sostanze chimiche in essi contenute. In un passaggio nel documento leggiamo che tutte le proposte di restrizione e trasformazione dei regolamenti varranno anche per le sostanze chimiche «di origine biologica». Se un estratto vegetale dovesse contenere sostanze chimiche delle categorie considerate molto pericolose o problematiche subirà le stesse limitazioni e lo stesso processo di verifica di una sostanza chimica prodotta in laboratorio.

Quindi, è vero che nei documenti non si parla nello specifico di olio essenziale di lavanda, ma è anche vero che questo prodotto potrebbe essere soggetto alle future eventuali restrizioni, così come è accaduto agli integratori a base di aloe.

L'1 febbraio 2007 un gruppo di ricercatori statunitensi pubblicava su una delle più prestigiose riviste di medicina al mondo, il «New England Journal of Medicine», uno studio osservazionale effettuato su tre bambini maschi, uno di quattro anni, uno di sette e uno di dieci, che mostravano segni di ginecomastia prepuberale, cioè di crescita del seno.[54]

Tutti e tre i bambini avevano uno sviluppo nella norma, con un profilo ormonale nella media della loro età, e tutti e tre avevano in comune qualcosa: l'uso prolungato di oli essenziali.

Un balsamo a base di olio essenziale di lavanda spalmato dalla mamma del bambino di quattro anni, un sapone alla lavanda usato dal bambino di sette, uno shampoo e un gel per capelli agli oli essenziali di lavanda e tea-tree usati quotidianamente per mesi dal bambino di dieci. In tutti e tre i casi, la sospensione dell'utilizzo di questi prodotti ha fermato la crescita del seno ritornando alle condizioni fisiologiche in qualche mese.

L'attività estrogenica di alcuni oli essenziali è nota, è stata dimostrata con esperimenti *in vitro* e sarebbe dovuta alla presenza di sostanze che rientrano nella categoria degli interferenti endocrini. Inquietante, vero? Viene voglia di prendere tutte quelle boccette di oli essenziali che abbiamo qua e là sparse per casa e gettarle via.

Se mi fermassi qui nel racconto sarei una di quelle tante fonti di informazione – o sarebbe meglio dire di disinformazione – che lanciano un allarme senza preoccuparsi di contestualizzare le proprie affermazioni. La faccenda, infatti, è ben più complessa di così e, benché lo studio del 2007 fosse pubblicato su una rivista prestigiosa, aveva qualche limite che, negli anni e con gli studi successivi, è stato messo in evidenza. Gli studi effettuati su casi specifici, quelli che nel gergo scientifico sono definiti *case report*, sono un mezzo molto utile per identificare possibili collegamenti tra l'esposizione a un prodotto e un effetto sull'organismo. Ma si tratta di un punto di partenza che necessita poi della dimostrazione di un nesso causale. In parole semplici, non è sufficiente che due eventi avvengano contemporaneamente o in sequenza, ma bisogna trovare la pistola fumante, la dimostrazione senza ombra di dubbio che un evento ha provocato l'altro. Altrimenti potrebbe trattarsi di una coincidenza o potrebbero esserci altri elementi di contorno non presi in esame dai ricercatori.

Una lettera del 2014 pubblicata sulla rivista «Reproductive Toxicology» critica duramente le conclusioni dello studio del 2007 sostenendo che, poiché la composizione degli oli essenziali utilizzati dai bambini non era nota, il colpevole poteva essere identificato in qualsiasi cosa, nei pesticidi utilizzati per coltivare lavanda e tea-tree, in alcune sostanze ad azione interferente endocrina chiamate «ftalati» (di cui parleremo tra poco) che possono essere rilasciate dalle confezioni, in altri contaminanti presenti o aggiunti ai prodotti. Oppure, riportano sempre gli autori nella loro critica, i risultati dei test *in vitro* potrebbero addirittura essere stati falsati dall'uso di strumenti in plastica.[55] Insomma, tutta carta straccia lo studio del 2007? Possiamo riabilitare gli oli essenziali?

Anche in questo caso le cose non sono così semplici, perché se andiamo a leggere la dichiarazione di conflitto di interessi degli autori della lettera vediamo che uno di loro ha ricevuto fondi per fare ricerca e consulenza sugli oli essenziali, un altro è azionista di un'azienda che li produce e il terzo è il presidente dell'associazione australiana dei produttori di tea-tree. Dunque, non proprio tre scienziati indipendenti, anche se fra di loro c'è Robert Tisserand, che è anche uno dei massimi esperti mondiali di oli essenziali e autore di un manuale di tossicologia che ha creato molto scompiglio per le sue critiche dure nei confronti di chi usa gli oli essenziali con leggerezza. Dal 2007 a oggi sono stati pubblicati altri studi che riportano casi simili a quelli dei tre bambini, ma ne sono stati pubblicati altrettanti che scagionano l'olio essenziale di lavanda dalle accuse di interferire con il sistema endocrino.

Ci troviamo in uno di quei tanti casi nella scienza in cui ci sono dei sospetti e ci sono degli indizi che vanno in una direzione, ma non c'è ancora una sentenza chiara. Quello che sappiamo con ragionevole certezza è che alcuni oli essenziali contengono sostanze che hanno una struttura chimica che mima quella degli estrogeni e che quindi possono interferire con il nostro sistema endocrino.[56] Che poi questo accada davvero è tutto un altro paio di maniche e dipende, come spesso accade, dall'esposizione e dalle concentrazioni. Si è scoperto, per esempio, che le molecole ad azione estrogenica presenti nell'olio essenziale di tea-tree non riescono a penetrare nella pelle, tant'è che il Comitato scientifico per la sicurezza dei consumatori della Commissione europea considera «poco plausibile» l'ipotesi di una correlazione fra l'uso topico di questo olio e la ginecomastia nei bambini.[57]

Vi ho raccontato questa storia, con tutte le sue contraddizioni, per mostrarvi quanto sia difficile arrivare a una conclusione su effetti biologici complessi, ma anche quanto il taglio che si dà alla storia possa fare la differenza. Decidere di fermarsi a un certo punto, eliminare tutte le sfumature, non mostrare gli errori e i conflitti di interesse sono tutte azioni che compiamo continuamente, delle quali spesso neanche ci accorgiamo, e che contribuiscono a demonizzare o esaltare un prodotto, quando il più delle volte, invece, dovremmo solo conoscere e comprendere.

Un buono tra i cattivi

Visto che li abbiamo citati, vale la pena fare un piccolo approfondimento. Gli ftalati sono agenti plastificanti ampiamente utilizzati nei settori più disparati, dai prodotti farmaceutici agli imballaggi per alimenti. Nei cosmetici storicamente sono stati utilizzati come solventi per fragranze, nella cura dei capelli e negli smalti per le unghie. A causa della loro natura di interferenti endocrini, gli ftalati sono stati progressivamente vietati e l'unico ancora in uso è il dietil ftalato o Dep, proprio un solvente per fragranze e oli essenziali.

Gli ftalati sono fra le molecole più odiate dal mondo della *Clean beauty*. Sono l'essenza, è proprio il caso di dirlo, di tutto ciò che non va: non sono naturali, sono interferenti endocrini e sono «plastificanti». Che cosa ci fanno quindi negli oli essenziali?

L'esempio del Dep è molto istruttivo perché ci costringe a cambiare approccio e a passare dalla demonizzazione della categoria alla valutazione caso per caso. Il Cssc, l'ente della Commissione europea che ormai abbiamo imparato a conoscere e che si occupa di valutare il rischio degli ingredienti cosmetici, ha fatto una revisione estesa delle prove a supporto della sicurezza del dietil ftalato concludendo che si può utilizzare senza particolari restrizioni o messaggi di allerta. Insomma, il Dep è sicuro, anche se molti dei suoi cugini della famiglia degli ftalati non lo sono, a dimostrazione che gli enti che si occupano di valutare la sicurezza lo fanno davvero, senza fare favoritismi ad alcune famiglie e penalizzarne altre, ma valutando le singole molecole e decidendo di conseguenza.

Io ve lo dico: sogno un mondo così. Vorrei che anche il dibattito pubblico avesse questo approccio. La realtà, purtroppo, mi riporta sempre con i piedi per terra. Il Dep ha il peccato originale di chiamarsi ftalato e quindi, anche se è sicuro e il suo utilizzo è permesso, le aziende lo stanno abbandonando perché la scritta «senza ftalati» tira di più del sogno utopico di una divulgatrice.

Ma poiché alcuni agenti plastificanti servono, quello che può succedere è che si aggiungano sottobanco e illegalmente alle preparazioni di oli essenziali. Parliamo di aziende che non lavorano bene, ovviamente, ma i casi di ritrovamento di quantità non trascurabili di ftalati tossici non sono marginali.

«Sa perché mi sono appassionato agli oli essenziali?» mi chiede Marco Valussi all'inizio della nostra chiacchierata. «Mi sono laureato in fitoterapia in Inghilterra, dove hanno un approccio molto pratico, e sono sempre stato affascinato dall'idea di poter conoscere a fondo e magari anche produrre gli strumenti che utilizzavo nella pratica terapeutica. Una maggior conoscenza credo che ci permetta di essere critici anche nei confronti dei nostri prodotti.»

Valussi mi racconta di aver lavorato per anni nella cooperazione internazionale, «a Capo Verde, in Kenya, Colombia, per molti anni in Nepal e in Nicaragua» dove quella dell'estrazione dalle piante officinali e della distillazione sono industrie importanti e fanno la differenza per la qualità della vita delle persone. «In quei luoghi ho imparato moltissimo sull'importanza delle estrazioni» continua Valussi. «Ho capito che chi lavora su queste cose perché ne ha bisogno è molto pragmatico e non si perde in strane idee di naturalezza, ma vuole portare a casa i soldi per nutrire la propria famiglia e fare buoni prodotti da vendere ed esportare.»

Tornato in Italia, si è reso conto che «il settore erboristico nazionale era molto indietro rispetto alle tecniche estrattive». Questo perché a partire dagli anni Settanta del secolo scorso abbiamo subito l'influenza dell'erboristeria francese, che ha diverse connessioni con l'omeopatia e utilizza «tinture madri», cioè preparazioni di base, in genere estratti, molto più diluiti di quelli che si usano altrove. «Mi sono chiesto come fosse possibile che la gente fosse disposta a spendere un sacco di soldi per bere alcol inutile quando poteva avere un estratto molto più concentrato ed efficace alla metà del prezzo» mi racconta Valussi, «poi sono maturato e ho capito che la mia era una battaglia contro i mulini a vento.»

Tra i tanti personaggi che questo lavoro mi ha portato a conoscere, Marco Valussi si colloca in una posizione da podio. Confesso di essere stata vittima del pregiudizio tipico di chi bazzica nel mondo della scienza e di essere arrivata all'appuntamento su Zoom pensando di trovarmi di fronte a una specie di santone con la tunica, lo sguardo mistico e una certa propensione all'uso del termine «olistico». Ma per fortuna mi sbagliavo e l'ho capito quando ha interrotto la nostra intervista per andare a girare la salsa di pomodoro. Avete mai visto un santone che fa la conserva?

Valussi è uno concreto e mi racconta che «in un settore che è ancora pieno di hobbisti che lanciano il cuore oltre l'ostacolo investendo molto ma avendo un'idea assolutamente irrealistica della distillazione», lui ha cercato di costruire una filiera che tenga conto dell'insegnamento avuto in quei Paesi nei quali «la gente deve combattere contro il budget», con l'obiettivo di «portare un volano economico nelle valli montane dove è difficile fare un'agricoltura che renda e dove, alla fine, non si vive benissimo».

Quando si parla di oli essenziali c'è sempre molta confusione. C'è chi li confonde con gli oli vegetali o chi pensa che l'aggettivo «essenziale» rappresenti un qualche grado di purezza maggiore. In una discussione su un gruppo Facebook di persone appassionate di cosmetici naturali, una signora chiedeva delle informazioni sulla qualità di alcuni oli essenziali che aveva trovato a buon prezzo da un rivenditore online: «Ho quello di tea-tree, quello di ricino, quello di argan e quello di arancio». Il fatto che si chiamino tutti «oli» confonde molto le idee, in effetti, ma pur avendo la prima parte del nome in comune, ci troviamo di fronte a prodotti completamente diversi tra loro. L'olio di ricino e l'olio di argan sono oli vegetali che si ottengono dalla spremitura dei semi di ricino e delle noci di argan, e dal punto di vista chimico sono delle miscele di trigliceridi, a loro volta composti di tre acidi grassi legati a una molecola di glicerina. Gli oli essenziali, invece, sono miscele complesse di molecole organiche che si ottengono principalmente per distillazione o, nel caso degli agrumi, per spremitura delle bucce. Si chiamano «oli» solo perché hanno una consistenza, appunto, oleosa, ma non costituiscono una categoria di molecole ben precisa. (E quindi, anticipo, non c'è da aspettarsi che abbiano troppo in comune tra loro oli essenziali estratti da piante molto diverse.)

Tra i principali componenti troviamo una classe di sostanze chiamate terpenoidi, a cui seguono composti aromatici, idrocarburi, alcoli, aldeidi, chetoni, acidi grassi e composti azotati e dello zolfo. Queste molecole si concentrano soprattutto all'interno di cellule che fungono da serbatoi e che sono distribuite in diverse parti della pianta, dalle radici ai frutti, passando per i semi e le foglie. Sono circa tremila le specie dalle quali si possono estrarre oli essenziali, e di queste circa trecento sono utilizzate commercialmente per la produzione. Sono liquidi a temperatura ambiente, ma sono molto volatili, quindi anche molto profumati.

Nelle piante servono più che altro per comunicare con l'esterno in un'accezione di comunicazione molto «vegetale». Per esempio, possono servire a tener lontani i parassiti (alcune molecole sono veri e propri pesticidi), oppure ad attrarre insetti utili all'impollinazione. Si è visto che alcuni terpeni volatili prodotti da una specie di salvia agiscono come inibitori della germinazione e creano un cordone di uno o due metri attorno alla pianta che tiene lontane altre specie infestanti. Nei pini, invece, alcuni di questi composti agiscono velocizzando il processo di guarigione stimolando la produzione, il trasporto e la cristallizzazione della resina in corrispondenza di una ferita. Altri composti permettono alle piante che crescono in climi molto caldi di tollerare le temperature estreme. Gli esempi sono tanti e sono anche molto affascinanti, ma poco hanno a che fare con gli usi odierni che facciamo degli oli essenziali.

Infatti il grosso dell'utilizzo di questi prodotti è relativo al mondo delle fragranze e degli aromi.

Gli oli essenziali degli agrumi sono utilizzati da sempre in profumeria e nell'industria alimentare per aromatizzare bevande e dolci e «dominano il mercato» mi spiega Valussi. «Richiedono anche una tecnologia diversa, più sofisticata, per essere prodotti.» La produzione di oli essenziali di arancio, limone o mandarino «è sempre il sottoprodotto della filiera dei succhi di frutta, con la differenza del bergamotto che invece vede l'olio essenziale come prodotto principale». Tutto il resto viene distillato da piante ed è utilizzato nei settori più disparati, dalla cosmetica (dove vengono usati soprattutto come fragranze o come ingredienti funzionali, come il tea-tree) alla farmacia (dove troviamo gli oli essenziali di eucalipto e menta che sono i principali costituenti di un prodotto il cui profumo evoca in noi bambini degli anni Ottanta un ricordo indelebile, quello del Vicks Vaporub). E poi c'è il settore dei prodotti per la pulizia e dei profumatori d'ambiente, dalle candele ai diffusori di design che vediamo spesso fotografati sui profili Instagram a fianco di una pianta pubblicizzata come perfetta per assorbire le onde elettromagnetiche e davanti a una tappezzeria floreale.

Prima della distillazione le piante devono essere fatte seccare, vengono poi tritate per massimizzare la superficie esposta e permettere la rottura delle cellule che contengono le molecole che andranno poi a costituire gli oli essenziali. Poi c'è la fase della distillazione vera e propria, e anche qui ci sono modi diversi, ma il risultato finale di tutti i processi è quello di arrivare ad avere una miscela concentrata di sostanze che varia da pianta a pianta e anche molto in base alle condizioni di coltivazione, al clima e all'abilità del distillatore.

«Il nostro compito» mi racconta Valussi «è quello di arrivare alla fine del processo senza rovinare la qualità iniziale del prodotto, rispettando la vicinanza con la pianta di origine e cercando di non distillare seguendo ciecamente le tradizioni, che ci insegnano molto ma ci nascondono altrettanto.» L'esperienza del distillatore e lo studio della letteratura scientifica permettono di intervenire sul processo per esaltare alcune caratteristiche o addolcirne altre sulla base delle richieste che arrivano dal cliente in un lavoro che è un misto di artigianato, ricerca scientifica e produzione industriale.

Quando il passaparola sfugge di mano

Questo lavoro, come dicevamo, viene svolto principalmente in Paesi in via di sviluppo, come quelli nei quali ha lavorato Valussi, con due grandi colossi a livello internazionale, l'India e la Cina, che sovrastano il mercato. A smuovere le acque di un settore tutto sommato stabile sono entrati in gioco recentemente gli Stati Uniti con due grandi multinazionali che hanno una di quelle storie per le quali ci starebbe bene una docuserie di Netflix. Si chiamano Young Living e DoTerra, sono nate entrambe nelle comunità mormone dello Utah, sono uno degli esempi più peculiari di *multi-level marketing* e hanno un approccio biblico agli oli essenziali. Sì, *biblico*. L'idea è che gli oli essenziali siano un dono di Dio e che siano in grado di guarire senza nuocere, che è esattamente quello che ingenuamente ci aspettiamo che facciano i prodotti naturali. Quando poi questa cura miracolosa ci viene proposta non da un'azienda, ma da un amico che l'ha provata e ci garantisce il successo, allora ecco che abbiamo creato il business multimilionario.

Già, perché il modello del *multi-level marketing* è piramidale. Alla base ci sono i rappresentanti che comprano i prodotti dall'azienda e li rivendono ai clienti a un prezzo maggiorato. Il gioco consiste nel cercare di scalare la piramide portando dentro nuovi rappresentanti trattenendo parte delle loro commissioni. Man mano che si sale i guadagni diventano sempre più grandi. Questa è la teoria. La pratica è quasi sempre un disastro per chi entra a far parte di questi sistemi, che sono molto diffusi e vivono, di fatto, degli acquisti fatti dai rappresentanti che sono spesso e volentieri vincolati a effettuare un minimo d'ordine periodico.

La rivista «Business Insider» ha fatto i conti in tasca a Young Living e ha scoperto che l'89% dei membri della rete di rappresentanti guadagna una media di 4 dollari l'anno e solo l'1,3% più di 1500 dollari. Una manciata di persone però guadagna molto, centinaia di migliaia se non milioni di dollari, quelli che i nuovi arrivati guardano con speranza e che probabilmente mai otterranno. Sempre secondo quanto riportato da «Business Insider», la maggior parte delle persone coinvolte da Young Living sono donne (erano il 74% nel 2019). Questo perché le aziende che utilizzano il modello del *multi-level marketing* cercano collaboratori nella rete delle casalinghe, di chi ha perso il lavoro, degli studenti, delle mamme, insomma di chi ha bisogno di un'entrata supplementare per ottenere una maggiore indipendenza economica.

Questo è anche il motivo per il quale i nomi di Young Living e DoTerra compaiono praticamente in ogni post sui social che tratti di oli essenziali. Salta sempre fuori la persona che li ha comprati dall'amica o dal cugino e, ancora più spesso, vengono fuori i rappresentanti in cerca di clienti. Il risultato, però, oltre alla crescita economica di queste aziende, è anche una pubblicità mascherata da passaparola. Il vero punto della faccenda è che l'azienda non risponde di quello che dicono i singoli rappresentanti sui loro profili personali o nei tantissimi gruppi privati sui social – con conseguenze che potrete immaginare –, ma risponde solo di quello che pubblica sul proprio sito, nelle proprie pubblicità e sui prodotti, un po' come fanno le tante aziende che vendono bevande detox promuovendole sui social attraverso influencer.

Questa storia, che dura ormai da molti anni, ha aperto il mercato degli oli essenziali a un pubblico che una volta probabilmente non ne veniva nemmeno sfiorato. Se prima chi utilizzava oli essenziali li comprava principalmente in farmacia o in erboristeria e faceva parte di una nicchia appassionata, adesso li compriamo un po' tutti al supermercato, su Amazon, nei negozi di arredamento assieme ai diffusori, direttamente dai nostri amici che sono nel frattempo diventati rappresentanti di una di queste aziende e così via. Valussi mi spiega che questo fenomeno ha avuto diversi effetti, «alcuni positivi, come la sopravvivenza di alcuni produttori che sono rinati grazie ai contratti di fornitura per queste aziende. Alcuni decisamente negativi, perché c'è stata un'invasione di consumatori totalmente impreparati che si espongono a rischi esagerati» e alcuni intermedi, perché «l'allargamento del bacino di pubblico fa sì che qualcuno scelga di approfondire e magari raggiunga anche noi produttori più piccoli».

Aromaterapia

Tornata dall'intervista all'allevatore di lumache di Cherasco ho trovato un messaggio privato nella mia casella Instagram: una signora torinese mi raccontava di essere stata a pranzo nel nostro stesso locale, in un tavolo vicino, e di aver «inavvertitamente» ascoltato tutta la chiacchierata che avevamo fatto. Il messaggio si chiudeva con la sua candidatura a essere intervistata per questo libro. «Sa, mi occupo di aromaterapia...»

A me quelli che origliano non piacciono, quindi ho pensato di liquidarla dicendo che io scrivo di scienza, ma la signora era tenace e ha ribattuto decisa che «l'aromaterapia è scienza!».

Quando l'ho letto ho sorriso e lì per lì ho anche pensato di intervistarla davvero, se non altro per rafforzare il mio pregiudizio sui santoni con la tunica messo in crisi dall'incontro con quel pragmatico di Valussi, ma alla fine ho scelto di rivolgermi a chi, per tutta la vita, ha cercato di capire se le cosiddette medicine alternative – e l'aromaterapia è fra queste – hanno un fondamento scientifico o no: Edzard Ernst, un monumento vivente.

Ernst è in assoluto la persona al mondo che ha studiato di più e meglio le pratiche mediche alternative, producendo una quantità sterminata di studi e testi divulgativi. Si è formato come medico nella Germania degli anni Settanta, dove le medicine alternative andavano molto, e si è ritrovato a occuparsi di omeopatia, agopuntura e riflessologia, interessandosi fin da subito alla comprensione dei meccanismi alla base di queste pratiche, ma soprattutto alla loro efficacia e sicurezza. A metà degli anni Novanta ottiene la prima cattedra al mondo sulle medicine complementari, all'Università di Exeter in Inghilterra, e lì, per più di vent'anni, cambia letteralmente l'approccio allo studio di queste discipline. In un'intervista rilasciata a «Nature» in occasione del suo pensionamento ha dichiarato che è sempre stato convinto del fatto che «uno scienziato debba essere critico e scettico e che nel momento in cui applica il metodo scientifico in ogni campo non lo fa per dimostrare che le sue idee siano corrette, ma lo fa per metterle alla prova».[58]

Questa che sembra una puntualizzazione per addetti ai lavori è in realtà la vera essenza del lavoro di verifica spietata che dovrebbe fare ogni ricercatore alle prese con un esperimento. Ernst fa un esempio del suo settore: «Prendiamo un agopunturista che decida di fare ricerca sulla sua tecnica. Quella persona, nella mia esperienza, generalmente lo fa per provare il valore dell'agopuntura. Questo per me è un abuso». La scienza per Ernst è uno strumento per riuscire a comprendere la realtà, non per piegarla a proprio piacimento. «Bisogna essere critici, anche se la critica viene vista come qualcosa di negativo», sebbene possa avere conseguenze importanti per la carriera.

Edzard Ernst nel 2005 ha fatto l'errore di criticare aspramente un rapporto commissionato dal principe Carlo sull'efficacia delle medicine alternative dicendo che era stato «scritto a partire dalle conclusioni senza guardare alle prove». La segreteria del principe, noto sostenitore di quelle pratiche, non l'ha presa bene e non deve aver preso benissimo nemmeno la dedica scherzosa al reale inglese che Ernst ha messo nel suo libro *Trick or treatment?* (pubblicato in italiano per Rizzoli con il titolo *Aghi, pozioni e massaggi. La verità sulla medicina alternativa*), scritto a quattro mani con un altro pilastro dello scetticismo britannico, Simon Singh. All'Università di Exeter è così partita un'indagine formale nei confronti di Ernst che si è risolta con un nulla di fatto sul piano delle accuse, ma è stata sufficiente per tagliare i fondi di ricerca, isolare lo scienziato e costringerlo ad andare in pensione un paio di anni prima del previsto.

Vi ho raccontato questo aneddoto per farvi comprendere che navigare nella letteratura scientifica, quando si parla di medicine alternative, non è per nulla facile. Non lo è nemmeno quando si parla di medicina «scientifica», ma nel mondo delle medicine alternative è tutto complicato dal fatto che la maggior parte degli studi sono fatti per supportare *scientificamente* la validità di una pratica, non per metterla alla prova ed eventualmente cassarla, come dovrebbe essere. È quindi molto facile trovare studi a supporto di qualsiasi idea, anche delle più strampalate, perché è sufficiente «partire dalle conclusioni» per progettare un esperimento che dimostri esattamente quel che si vuole.

Quando però capita che qualcuno si metta a guardarci seriamente, le reazioni sono spesso scomposte. Un esempio di questa dinamica arriva proprio dal lavoro fatto da Ernst sull'aromaterapia. Il termine «aromaterapia» è stato coniato dal chimico e profumiere francese René-Maurice Gattefossé nel 1936, ne esistono molte interpretazioni a seconda delle scuole di pensiero, ma possiamo definirla come l'uso di oli essenziali per curare malesseri psicofisici o per migliorare l'umore attraverso il massaggio, l'inalazione o l'ingestione.

Edzard Ernst, con il suo gruppo di ricerca, nel 2000, ha pubblicato sul «British Journal of General Practice» la prima rassegna sistematica sul tema.[59] Come abbiamo visto nel caso dell'alluminio, questo tipo di analisi ha l'obiettivo di tirar fuori una conclusione o quantomeno una direzione a partire da studi frammentari e poco confrontabili fra loro, perché magari usano metodi di misura differenti o affrontano malattie diverse. Ernst e il collega Cook hanno preso in esame dodici *trial* clinici, sei dei quali legati agli effetti del massaggio con oli essenziali sulla riduzione dell'ansia, quasi tutti con effetti positivi. Gli studi sono stati valutati come mediamente scarsi, con campioni troppo piccoli per poterne fare una statistica degna di questo nome e con molte difficoltà nel produrre un placebo. Un buon placebo deve essere indistinguibile dal prodotto che si vuole testare. Se, per esempio, vogliamo valutare l'efficacia di un medicinale in pastiglia, il placebo dovrà essere una pastiglia identica per aspetto, consistenza e gusto a quella da testare, con l'unica differenza di non contenere il principio attivo. Ma come si fa a produrre un placebo di un olio essenziale che ha fra le sue caratteristiche principali quelle componenti volatili e profumate che sono anche sostanzialmente le stesse che vengono assorbite dal nostro organismo e che dovrebbero avere una funzione? La conclusione di Ernst e Cook è stata che gli effetti dell'aromaterapia non sono sufficientemente forti per poter essere considerata un buon trattamento dell'ansia. «L'aromaterapia è piacevole e relativamente sicura rispetto a molti altri modi per spendere dalle 20 alle 45 sterline all'ora» concludono i due ricercatori, «ma l'entusiasmo di alcuni operatori sanitari ha portato alla sua introduzione in diversi contesti sanitari, in particolare l'assistenza oncologica e ostetrica» e questo potrebbe essere un problema, se si parla di sanità pubblica.

Le reazioni a questo studio sono arrivate subito, sullo stesso numero della rivista che lo ha pubblicato, nell'editoriale di Andrew Vickers, il responsabile del servizio di medicina complementare al Memorial Sloan Kettering di New York. Vickers lancia una provocazione scrivendo che l'aromaterapia «funziona (anche se non funziona)» riferendosi all'effetto rilassante del massaggio a prescindere dall'uso di oli. Ma, si chiede Vickers, è importante sapere se gli oli essenziali aggiungono qualcosa all'effetto blando del massaggio? In fondo costano poco e, se maneggiati correttamente, sono anche relativamente sicuri e aiutano a creare atmosfera. Inoltre, continua, se anche funzionassero lo farebbero non in maniera eclatante, in percentuali molto piccole rispetto al placebo che, per essere dimostrate, necessiterebbero di campioni di migliaia di persone. Forse, conclude Vickers, quello che ci serve non sono studi più ampi, ma piuttosto «meno ricerca». Non facciamoci troppe domande, sembra rimproverare l'editoriale, perché altrimenti stimoliamo la produzione di studi di scarsa qualità solo per avere volume.[60]

Quella di Vickers è chiaramente una provocazione che Ernst non lascia passare. Risponde infatti nel numero successivo della rivista che «se il massaggio è efficace da solo, usiamolo. Se l'aggiunta di oli essenziali non lo è, non usiamoli». I massaggi sono spesso rimborsati dai servizi sanitari locali proprio per la loro efficacia. Se l'aromaterapia non aggiunge nulla, si tratta di uno spreco di soldi pubblici che può essere evitato.

Dopo quel primo studio sistematico del 2000 ne sono stati effettuati molti altri. Uno dei più significativi risale al 2012, sempre a opera del gruppo di Ernst, ma decisamente più ampio del primo.[61] Parliamo dell'analisi di duecento studi sui temi più disparati, dall'ipertensione alla depressione, all'ansia, fino ad arrivare alla demenza, dalla quale, però, non emerge nulla di nuovo né sul piano della qualità delle ricerche prodotte né sul piano dei risultati. «Le nostre conclusioni» scrivono gli autori «sono che le prove a disposizione non sono sufficienti per affermare che l'aromaterapia funzioni.»

Questa è anche la conclusione finale che Ernst scrive sul suo blog che raggruppa lo stato dell'arte delle conoscenze scientifiche su quasi quattrocento pratiche mediche alternative. «A me la conclusione sembra abbastanza evidente» scrive lo scienziato. L'aromaterapia oltre a non aver dimostrato efficacia per nessuna condizione specifica non è esente da rischi, quindi «non è raccomandabile a nessuna persona che abbia una malattia».

Ma quindi, sono utili o dannosi?

Lasciando perdere l'aromaterapia e tornando all'uso, possibilmente consapevole, degli oli essenziali, è importante sapere che, quando li inaliamo, le loro componenti volatili possono essere assorbite velocemente attraverso il tratto respiratorio ed entrare in circolo. Quando li spalmiamo sul corpo, alcune molecole più piccole o con strutture particolari possono essere assorbite dalla pelle e finire nel torrente circolatorio. L'assorbimento per via orale è invece quello meno efficace di tutti e per riuscire ad avere un qualche effetto bisognerebbe assumerne quantità talmente grandi da rovinarsi lo stomaco e le mucose, «anche se chi vende oli essenziali tende a spingere di più verso questo utilizzo perché fa più medicina» sottolinea Valussi.

Le applicazioni per le quali ci sono prove solide di efficacia non sono molte. Tra le principali troviamo l'attività battericida e virucida aspecifica che agisce distruggendo le membrane dei microrganismi e uccidendoli. «Parliamo comunque di attività esterna all'organismo» specifica, «ed è bene ricordarlo soprattutto per quello che è successo durante la pandemia di Covid-19, nel corso della quale alcune aziende hanno cavalcato l'onda e hanno promosso i loro oli essenziali come antivirali o immunostimolanti.» Gli oli essenziali non sono in grado né di combattere un'infezione virale né di stimolare il sistema immunitario, ma ci sono dati interessanti sulla loro azione sinergica con gli antibiotici per combattere le infezioni batteriche. Questo, mi spiega Valussi, «è un sistema che potrebbe avere qualche effetto nella riduzione del fenomeno dell'antibiotico-resistenza».

«Dati più convincenti arrivano dagli utilizzi sul tronco respiratorio. La ricerca clinica scarseggia, ma mi sento di poter dire che abbiamo delle prove sul campo almeno per l'inalazione degli oli essenziali di eucalipto e menta» si sbilancia Valussi dando ragione alla mia nonna che mi spalmava cazzuolate di Vicks Vaporub al primo colpo di tosse. «Se mi chiede le applicazioni con solide basi direi che ci fermiamo qui» conclude.

Il massaggio con oli essenziali non rientra, come abbiamo visto dagli studi di Ernst, fra le pratiche efficaci, sebbene ci siano anche in questo caso risvolti interessanti. «Intanto è piacevole» scherza Valussi, «ma ci sono anche oli essenziali con una componente leggermente irritante che possono attivare la circolazione superficiale. In questi casi, anche senza metanalisi, mi sento di dire che non è stupido immaginare un'applicazione del genere.»

Quello di creare un'irritazione locale lieve è un trucco che usano alcuni cosmetici venduti come rimpolpanti per le labbra o anticellulite. Irritano, quindi richiamano liquidi, quindi gonfiano e distendono la pelle. Alla fine basta essere consapevoli di quello che si sta utilizzando e dell'effetto che può provocare, senza caricare di troppe aspettative il prodotto che si sta usando.

Ma che male vuoi che faccia?

Vivere è una faccenda pericolosa. Molte delle piante che incontriamo e consumiamo abitualmente contengono sostanze tossiche, dai precursori del cianuro nei semi di mela e di mandorla agli alcaloidi teratogeni nelle patate verdi, all'acetaldeide, un cancerogeno trovato in certa frutta e verdura. Se abbiamo un'alimentazione varia, le quantità di sostanze tossiche a cui siamo esposti non rappresentano un rischio reale per la nostra salute perché vengono gestite dal nostro sistema «detox» personalizzato, cioè dal fegato e dai reni. Certo, se noi mangiassimo solo ed esclusivamente mele e solo con tutti i semi, allora dovremmo preoccuparci. Ma forse, anzi, sicuramente, se mangiassimo soltanto mele dovremmo preoccuparci a prescindere. Quando però parliamo di oli essenziali ci riferiamo a un prodotto molto concentrato e dobbiamo stare in guardia.

Marco Valussi mi spiega che «non c'è un limite a quello che si può produrre. Si produce anche l'olio essenziale di mandorla amara che è molto pericoloso». Gli oli essenziali non hanno una categoria specifica di riferimento e ricadono, di volta in volta, nelle categorie del settore nel quale verranno impiegati. «Abbiamo associazioni private come l'International Fragrance Association (Ifra) che redige le liste delle fragranze che possono essere utilizzate nei cosmetici, per esempio», mentre quando si parla di alimenti, gli oli essenziali ricadono nell'elenco degli aromi naturali con indicazioni di utilizzo specifiche. Stesso discorso per l'uso nei prodotti per la pulizia della casa o per i profumatori d'ambiente. La destinazione d'uso, però, a parità di prodotto porta a cambiare l'etichettatura, obbligando in alcuni casi, come per i profumatori ambientali, a utilizzare i segni di pericolo, a differenza di quello che succede per i cosmetici e gli alimenti che non li richiedono, oppure rende obbligatoria o no la data di scadenza. Questa differenza d'approccio provoca, da un lato, una diversa percezione della sicurezza dei prodotti, portando a pensare che un olio essenziale di bergamotto utilizzato per profumare l'ambiente sia più pericoloso della sua versione usata per aromatizzare una bibita. Dall'altro, la mancanza di una data di scadenza obbligatoria in certi settori li rende, nella percezione comune, senza tempo, immortali. Avete presente quell'olio essenziale di lavanda che avete comprato nella vostra vacanza in Provenza dieci anni fa? Ecco, è giunto il momento di gettarlo via, perché gli oli essenziali, una volta aperti, a contatto con l'ossigeno si ossidano velocemente e perdono molte delle loro caratteristiche.

C'è un altro motivo per cui bisognerebbe far pulizia e non lasciare boccette aperte in giro, soprattutto se non hanno un buon sistema di chiusura: gli avvelenamenti. Ci sono casi di somministrazione volontaria di oli essenziali a bambini da parte di genitori che non hanno compreso la tossicità di questi prodotti o che magari pensano di diluirli non sapendo che si tratta di sostanze liposolubili che non si sciolgono in acqua. Ma la stragrande maggioranza dei casi di avvelenamento avviene per caso, mentre il bambino piccolo esplora e mette in bocca tutto quello che incontra. Gli effetti clinici vanno dal vomito alla depressione o all'eccitazione del sistema nervoso centrale, al coma, fino alla morte. Il centro di informazione sui veleni del South Wales in Australia ha condotto uno studio sulle chiamate relative all'avvelenamento da oli essenziali avvenute fra il 2014 e il 2018.[62] Sono state identificate 4412 segnalazioni, una buona parte delle quali, otto su dieci, dovute a incidenti. In un caso su dieci si trattava di adulti che avevano scambiato la boccetta dell'olio essenziale con quella di un farmaco, per esempio uno sciroppo per la tosse, che avrebbero dovuto prendere. Ci sono stati un centinaio di casi di assunzione per bocca di oli che dovevano essere utilizzati esternamente, ma in tre casi su quattro l'avvelenamento ha riguardato bambini.

«Una legge che obblighi i produttori a usare sistemi di sicurezza non c'è» ma, spiega Valussi, «rispetto a vent'anni fa la situazione è molto cambiata e oggi, salvo qualche mercatino in cui si trovano ancora le vecchie boccette, i produttori usano tutti il goccimetro», quel sistema che fa scendere una goccia alla volta e che fa la differenza quando si parla di bambini piccoli.

Un altro grosso problema degli oli essenziali è la leggerezza con cui si usano. Valussi mi racconta che le due aziende americane del *multi-level marketing* spingono molto sull'uso topico, cioè applicato sulla pelle, di oli essenziali non diluiti. Una delle proposte classiche di Young Living è la Raindrop Technique® che, leggiamo sul sito, «nasce dalle tradizioni del benessere dei nativi americani per allineare il corpo e la mente» e consiste nell'applicare «tre-sei gocce di un olio essenziale sulle spalle del paziente, mettersi a piedi nudi, applicare tre-sei gocce sul palmo della propria mano destra e sfregare il piede destro del paziente, ripetere con la sinistra», poi aspettare cinque minuti per «connettersi con l'energia» e mettere di nuovo tre-sei gocce per mano e «afferrare un piede del destinatario in modo che le punte delle dita poggino sui punti riflessi spinali del tallone mentre il palmo si appoggia sulla parte superiore del piede. Ruotare lentamente le dita finché le unghie non si appiattiscono contro la parte inferiore del piede del destinatario, quindi tornare nella posizione originale» e ripetere con l'altro piede. Finire con due-quattro gocce direttamente lungo la colonna vertebrale e distribuirle per bene lungo la schiena con la punta delle dita. «Un approccio irresponsabile» commenta Marco Valussi, spiegando però che fortunatamente l'assorbimento attraverso la pelle non è così efficace come si pensa, ma un approccio del genere è un buon modo per farsi venire una dermatite da contatto e, più in generale, un'allergia.

Il problema delle allergie provocate da oli essenziali, però, non riguarda solo le applicazioni fantasiose e misticheggianti, ma banalmente i prodotti di consumo. «L'industria dovrebbe rendersi conto che non può mettere oli essenziali dappertutto» afferma Valussi, «perché quando il tea-tree diventa di moda e te lo mettono anche nel detersivo per la lavastoviglie, stai moltiplicando gli incontri della popolazione in maniera inutile, stupida e sprecona». *Aumentare gli incontri* significa esporre più persone e per più volte a uno o più allergeni con una crescita inevitabile delle allergie. Certo, l'industria ce li mette perché siamo noi a chiederli, ma qui arriviamo all'ultimo punto di questa lunga chiacchierata: perché li chiediamo?

Innamoramento e pregiudizio

Nel mondo dei cosmetici, quando si scopre che una qualche sostanza penetra nella pelle ed entra nel circolo sanguigno succede il finimondo. È stato così con le creme solari, ne sono derivate ondate di articoli spazzatura che invitavano a non utilizzarle più o a usare solo quelle contenenti «filtri naturali» come l'ossido di zinco e il biossido di titanio (che, come abbiamo visto, saranno anche naturali, ma hanno i loro problemi, come tutto). È successo con l'alluminio, come abbiamo visto nella *querelle* sui deodoranti cancerogeni. Quando però si parla di oli essenziali, gli utilizzatori non solo si aspettano che questi penetrino attraverso la pelle o le mucose ed entrino in circolo sanguigno, ma sovrastimano addirittura questa azione. Eppure parliamo di idrocarburi, alcol, fenoli, aldeidi, chetoni, esteri, lattoni, furani fino ad arrivare a circa duecento composti chimici organici (tutti differenti tra loro e con proprietà molto diverse), alcuni tra i quali irritanti, altri sensibilizzanti e altri ancora cancerogeni o neurotossici, come riportato nel manuale di tossicologia degli oli essenziali di Robert Tisserand. Perché non ci fanno paura? Perché non li percepiamo come dei concentrati di chimica, neppure ben caratterizzati, con effetti collaterali importanti?

Una delle risposte è che gli oli essenziali sono naturali, certo. Ma non basta. C'è anche quello che abbiamo già visto nel caso della bava di lumaca, cioè lo *storytelling*, che ci propone gli oli essenziali come antichi anche se hanno poco più di centocinquant'anni, che usa un nome che affascina e rimanda all'essenza delle cose o all'essenzialità – anche se rappresentano solo una piccola porzione del contenuto totale di una pianta – e che attribuisce loro un profumo capace di raggiungere il nostro epitelio olfattivo e mandare un segnale dritto alle aree cerebrali legate alle emozioni.

Quando ci sono in ballo le emozioni c'è poco da fare. Puoi provare a ragionare, ma uno dei mantra negli anni del dottorato in Neuroscienze proprio sull'olfatto era che quando una corteccia, la parte razionale del cervello, incontra un'amigdala, la parte più emozionale, la corteccia è una corteccia morta.

Battute nerd a parte, Valussi conferma che «senza scadere nelle derive bibliche delle aziende statunitensi, i profumi ci rimandano al misticismo, al potere evocativo e un po' salvifico, al legame con l'aldilà e al viaggio fra i mondi». In altre parole, falsano le percezioni e ci portano a sottostimare quello che in altri settori, molto meno evocativi, tendiamo a sovrastimare.

Insomma, «questo mondo, come tutti quelli della medicina alternativa, è un mondo immaturo» mi racconta Valussi alla fine della nostra lunga chiacchierata. «Io vengo da lì e ne vedo le potenzialità, vedo la possibilità di rivoluzionare le proprie idee. Non è un mondo fatto di stupidi, ma c'è un forte innamoramento, che è una forza propulsiva fondamentale, ma anche un limite.»

Pensate alla vicenda dell'aloe e alla difesa assolutoria che abbiamo visto fare ai produttori e ad alcuni erboristi. «Il fitocomplesso, per esempio, viene sempre usato come un *passe-partout* per rispondere a tutte le domande senza nessuna capacità critica nei confronti del termine e senza chiedersi perché mai una pianta dovrebbe avere un interesse a difenderci dalle sue componenti più pericolose. La pianta pensa a se stessa. Dopodiché giustissimo studiare il fitocomplesso e in certi casi è molto interessante, perché è vero che gli effetti sinergici ci sono, ma bisogna studiarli ogni volta, non dare per scontato che esistano sempre.»

La mia percezione, da osservatrice esterna, è che questi settori che sono sempre stati un po' ai confini fra la scienza e le credenze vedano gli studi scientifici che dimostrano la tossicità di certe sostanze o l'inefficacia di altre come degli attacchi all'intera categoria da parte di Big Pharma o della «scienza ufficiale», come se ci fosse una contrapposizione ideologica fra chi sceglie i prodotti naturali e chi invece si fida della chimica.

La soluzione per Valussi, per quel che riguarda il suo settore, è di spostare l'attenzione dalle piante ai consumatori. «Dobbiamo uscire da quella bolla di immaturità nella quale gli oli essenziali sono sempre buoni e vanno bene per tutto. Possono servire, ma quando ci accorgiamo che non servono o sono dannosi dobbiamo essere pronti a scartarli.»

Valussi è ottimista, vede il cambiamento nel suo mondo e spera che si possa arrivare a quella che definisce «una prospettiva più seria». Certo, serve però una collaborazione fra tutti. «Siamo adulti e dobbiamo accettare che la scienza abbatta crudamente le nostre credenze. Dobbiamo anche imparare a scendere a compromessi e mediare con le istituzioni», per cercare soluzioni che permettano di garantire la sicurezza dei consumatori «perché tra non avere nessun controllo e avere un controllo rigido io scelgo la seconda, per evitare che le persone soffrano».

Ma, conclude Valussi, «mi piacerebbe anche che, dall'altra parte, il mondo della scienza abbia un'immagine meno stereotipata di noi».

E lo so che si sta riferendo a me e al mio pregiudizio sui santoni con la tunica.

V

I tatuaggi

A iniziare sembra sia stato Ötzi. Siamo nella cosiddetta Età del Rame, più di cinquemila anni fa, sulle Alpi al confine tra Austria e Italia, e quello che è passato alla storia come «uomo del Similaun» è il primo essere umano di cui abbiamo conoscenza a essersi tatuato.

Sul corpo della mummia sono stati ritrovati una sessantina di tatuaggi, perlopiù punti, linee e crocette realizzati con piccole incisioni nelle quali è stato iniettato un inchiostro primordiale, probabilmente a base di carbone vegetale. L'ipotesi degli studiosi è che questi segni avessero una qualche valenza rituale e terapeutica, secondo una pratica che si sarebbe poi tramandata nella storia attraverso le civiltà, dal Giappone alle tribù indigene americane.

I primi a utilizzare i tatuaggi a scopo decorativo, invece, sembrano essere stati gli egizi del periodo Predinastico, e per molto tempo si è pensato che si trattasse di una prerogativa femminile associata al culto della dea Hathor, protettrice della danza, della musica e dell'amore e quindi della fertilità. Grazie però alle indagini agli infrarossi condotte dal British Museum di Londra su due mummie, un uomo e una donna, della collezione di Gebelein, abbiamo potuto capire che quella di tatuare i corpi era una pratica diffusa per entrambi i generi. Il maschio, un ragazzo di vent'anni, aveva due animali con le corna tatuati sul braccio, probabilmente un toro e un muflone, mentre la donna quattro motivi a forma di «S» sulla spalla destra e sul braccio una specie di bastone, simile a quelli che si trovano raffigurati sulle ceramiche di quel periodo e che potrebbero essere un simbolo di potere oppure un attrezzo coreografico per la danza.

Anche in questo caso, come in quello di Ötzi, i disegni venivano effettuati forando ripetutamente la pelle con spine di pesce o attrezzi in bronzo impregnati di un pigmento organico, probabilmente ottenuto a partire dalla fuliggine.

La tecnica, nel corso dei millenni, si è evoluta, sono cambiati gli inchiostri e si usano strumenti anche molto sofisticati con aghi di dimensioni diverse a seconda del risultato che si vuole ottenere e del tipo di pelle, ma la sostanza rimane la stessa.

A essere cambiato è il panorama nel quale si collocano i tatuaggi. Se fino a non molto tempo fa, farsi un tatuaggio poteva avere molti significati, da quelli più profondi per manifestare un'idea, fissare un momento importante o coprire una ferita, fino a quelli più frivoli, come seguire una moda, da qualche anno alle persone che si tatuano si sono aggiunte anche tutte quelle che si sottopongono al cosiddetto «trucco permanente o dermopigmentazione» che interessa principalmente sopracciglia e labbra, ma si può estendere a tutto il corpo.

L'emblema di questa transizione, per me, è Ylenia Cammareri, la *queen* del tatuaggio alle sopracciglia, punto di riferimento nel panorama nazionale del trucco permanente, alla quale ho chiesto un aiuto per navigare in un mondo che io non ho mai frequentato e che ho sempre guardato con un po' di diffidenza. Ho una scarsa propensione alla permanenza. Non stampo neanche le foto che faccio, soffro a scrivere se so che le mie parole verranno stampate e adoro le storie di Instagram che dopo ventiquattro ore si perdono come lacrime nella pioggia. Forse è per questa mia propensione all'effimero e al presente che sono finita per occuparmi di cosmetici, chissà.

Il motivo del mio recente interesse per il settore dei tatuaggi è molto pragmatico. A gennaio 2022, cioè poco dopo la pubblicazione di questo libro, entra in vigore la più grande restrizione degli inchiostri della storia, un processo che toglie dal mercato migliaia di sostanze chimiche attualmente in commercio e che segna un punto epocale per la gestione della sicurezza di queste pratiche.

Affinché i tatuaggi siano permanenti, rimangano cioè sulla pelle e non spariscano nel corso del tempo, è necessario perforare lo strato superficiale della cute, penetrare nello strato più profondo e iniettare l'inchiostro. Questo è il motivo per cui i cosiddetti «tatuaggi temporanei» fatti con l'henné o con altri inchiostri sono, appunto, temporanei. I coloranti presenti in queste miscele sono in grado di legarsi in maniera forte alla cheratina della pelle, ma vengono spazzati via man mano che le cellule dello strato superficiale si staccano per lasciare posto a quelle nuove. Un po' di sbiadimento lo subiscono anche i tatuaggi veri e propri per motivi che non sono ancora del tutto compresi, sappiamo solo che una quota dei pigmenti si perde subito nella prima fase in seguito al sanguinamento provocato dagli aghi, un'altra quota viene smaltita attraverso il sistema linfatico e circolatorio e quel che rimane subisce l'azione distruttiva dei raggi ultravioletti del sole. Se avete mai lasciato una bacinella di plastica colorata sul balcone per un'intera estate avete un'idea dell'effetto sbiadente dei raggi Uv sui pigmenti. Quello che è sicuro è che tra permanenza nel derma e distribuzione in tutto l'organismo, farsi un tatuaggio significa scegliere di essere a contatto per tutta la vita con sostanze potenzialmente pericolose.

Potremmo quindi pensare che un'attività del genere sia molto regolata. Magari non come i medicinali, ma almeno come i cosmetici che spalmiamo sulla nostra pelle e che tanto ci preoccupano o come gli alimenti che mangiamo. Ecco, no. I tatuaggi non sono cosmetici, non sono neanche medicinali e ovviamente non sono alimenti. Sono una categoria a parte che storicamente, per motivi che non sono chiarissimi, è sempre stata un po' il Far West anche per chi, come l'Unione europea, ha un approccio decisamente cauto e conservativo.

«Ma cosa potrà mai succedere?»

È tatuato circa il 12% della popolazione europea, nella fascia di età compresa tra i diciotto e i trentacinque anni quasi il doppio. Numeri che crescono nel tempo. Siamo passati dai trenta milioni di persone tatuate nel 2003 in Europa ai sessanta nel 2014, con una stima di ottanta milioni nel 2021. Questo significa che ogni anno abbiamo uno 0,5% della popolazione che decide di farsi il primo tatuaggio.

A questi si aggiungono – tra il 3 e il 20% – le persone che scelgono di fare un tatuaggio cosmetico, il cosiddetto trucco permanente: circa cinquantatré milioni di persone nell'Unione europea nel 2014, ma il trend è in forte crescita, probabilmente più di quello dei tatuaggi classici.

In Italia, l'Istituto superiore di sanità nel 2015 ha condotto la prima indagine nazionale con l'obiettivo di «fornire una stima precisa del fenomeno e acquisire dati e informazioni sulla diffusione e le caratteristiche della popolazione italiana tatuata»,[63] ma anche sui tatuatori, come si legge nel saggio redatto da Alberto Renzoni e Antonia Pirrera dell'Iss e raccolto nel volume *I colori della dermatologia*, curato da Antonella Tammaro e pubblicato da Aracne nel 2021. Dai risultati dell'indagine emerge che il numero di tatuati in Italia è stimabile in sette milioni di persone, cioè circa il 13% della popolazione totale, per la maggior parte donne del Nord tra i trentacinque e i quarantaquattro anni con una buona scolarizzazione e un lavoro indipendente. Praticamente il mio identikit, e considerando che quarantaquattro anni li compio a febbraio 2022, un mese dopo l'entrata in vigore della restrizione, che sia un segno che devo finalmente vincere la mia avversione e farmi un tatuaggio? E se mi rifacessi le sopracciglia?

Ylenia Cammareri ride e mi risponde che magari una ritoccatina alle labbra me la farebbe, ma le sopracciglia no, quelle non me le tocca. «Sono asimmetriche? Sei fatta così, ragazza mia, non posso stravolgerti. Facci pace.» Ylenia arriva dal mondo dei tatuaggi, è a sua volta tatuatissima e mi racconta che adorava fare tatuaggi, ma solo quelli creati da lei. «Disegnare peli, invece, mi rilassa. Quando sono arrabbiata mi metto lì, disegno peli e mi passa. Ma quello che mi piace di più del trucco permanente è che mi permette di tirare fuori il potenziale che c'è in una faccia.» Lo ha visto con se stessa, rifacendosi da sola le sopracciglia che non aveva più. «Sembravo Marilyn Manson, figurati. Adesso sono di nuovo io.»

In effetti, quando si parla di trucco permanente si parla anche di applicazioni che hanno un risvolto importante per l'immagine di sé, dal camuffamento di cicatrici e ustioni alla ricostruzione dell'areola di un capezzolo in seguito a mastectomia. Certo, la stragrande maggioranza delle persone lo fa per piacere, come riportato sempre nell'indagine dell'Istituto superiore di sanità, ma sarebbe riduttivo pensare che ci sia solo questo aspetto.

Ovviamente la crescita della popolazione tatuata ha provocato un aumento del numero di operatrici e operatori del settore. Non esistono albi ufficiali per questa categoria, quindi non sappiamo con esattezza quanti siano in Italia o in Europa. Abbiamo delle stime e sappiamo che c'è purtroppo ancora una quota di sommerso importante composta da professionisti non registrati come tatuatori che però praticano, come riportato in un'analisi condotta dal Joint Research Center (Jrc), l'ente di ricerca della Commissione europea. L'unico dato realmente quantitativo che ci permette di avere un'idea delle misure del fenomeno sono i centosettantamila litri di inchiostro che ogni anno vengono immessi sul mercato europeo, prodotti perlopiù da aziende medio-piccole di vernici, cosmetici o alimenti.

Prima di addentrarci nelle intricate questioni legislative e vedere che cosa stanno facendo l'Europa e il nostro Paese per cercare di fare ordine in questo ginepraio, è importante cercare di capire come viene percepita la sicurezza di queste pratiche.

«Quando ti sei fatta il tatuaggio, hai chiesto di vedere la composizione degli inchiostri?» ho domandato un giorno a mia sorella. «E ti sei posta il problema degli effetti collaterali?» Mi ha liquidata con un «ma va'!» spiegandomi che si era preoccupata solo delle questioni igieniche. Mia sorella, stando agli studi di tipo sociologico ed epidemiologico condotti negli anni, è in linea con la media della popolazione che si fa un tatuaggio. I tatuati non sono quasi mai a conoscenza degli ingredienti degli inchiostri né dei rischi per la salute connessi all'applicazione o alla rimozione del tatuaggio. Le campagne di informazione, come la *Think before you ink* della Fda americana, si concentrano sul rischio di infezioni trasmesse per via ematica come l'epatite, le infezioni cutanee e le allergie.[64]

Nell'analisi condotta dal Jrc sono riportati i risultati di diversi sondaggi somministrati in Italia, Danimarca e Germania, e rivolti a giovani studenti universitari, dai quali emerge che la stragrande maggioranza si è premurata di affidarsi a operatori autorizzati e ha verificato che venissero usati strumenti sterili o usa e getta. Si è scoperto che la conoscenza dei rischi infettivi porta le persone a informarsi anche sugli altri tipi di rischio, ma la conoscenza rimane molto superficiale: solo il 2,5% degli intervistati è stato in grado di identificare allergie, emorragie o cisti come rischi concreti. Il dato interessante, ma non così inaspettato, è che la fonte principale di informazione consultata sono i tatuatori.

«Quello che noto io» mi racconta Ylenia Cammareri «è un cambio di percezione nella sicurezza delle procedure per il trucco permanente rispetto a quelle per i tatuaggi.» Il tatuatore ce lo immaginiamo un po' trucido, con la maglietta di un gruppo metal e i dragoni tatuati sul collo, mentre «noi della dermopigmentazione abbiamo montato su un teatrino un po' fighetto fatto di colori pastello e camici. Ci siamo voluti dare un aspetto più serio di quello dei tatuatori, anche se poi abbiamo le stesse identiche regole igieniche».

La transizione verso la medicalizzazione dei cosmetici, di cui abbiamo parlato nel secondo capitolo, ha interessato anche il settore dei tatuaggi con conseguenze simili. Vedere una persona con il camice dà un'idea di sicurezza maggiore e modifica anche la percezione di quello che si sta facendo. Il fatto, poi, che il trucco permanente riguardi soprattutto il viso, a differenza dei tatuaggi che, sempre stando al rapporto dell'Iss, si concentrano principalmente su braccia, gambe e spalle, fa sì che ci sia molta più ansia per quello che sarà l'aspetto finale e molta più insoddisfazione quando le cose non vanno come ci si aspettava sul piano estetico: lavori fatti male, inchiostri che migrano o virano di colore. Cammareri mi racconta anche che arrivano da lei molte persone con tatuaggi da correggere e che, per evitare ripensamenti tardivi, passa molto tempo a discutere con le sue clienti prima di mettersi effettivamente a lavorare e risponde alle domande più disparate che, però, non riguardano quasi mai la composizione degli inchiostri.

La conferma dello scarso interesse per la composizione degli inchiostri arriva da un sondaggio effettuato in Germania nel 2010, dal quale è emerso che il 41% degli intervistati non era interessato alle sostanze chimiche iniettate nella propria pelle e circa il 33% dei partecipanti considerava sicura l'iniezione di coloranti per tatuaggi nell'organismo. Un po' come mia sorella che alla fine della nostra chiacchierata mi ha detto «ma cosa potrà mai succedere?».

I rischi

Di tutto, sorella, di tutto. Sto volutamente esagerando, ma i rischi ci sono e non bisogna prenderli sottogamba. Il primo, ovvio, è quello legato proprio alla procedura. Per fare un tatuaggio è necessario pungere o tagliare la pelle abbastanza in profondità. Quest'azione mette gli strumenti utilizzati direttamente a contatto con il sangue e lascia una ferita aperta che può infettarsi. Ylenia Cammareri mi spiega che le regole igieniche variano leggermente da regione a regione, ma in linea di massima chi fa tatuaggi deve garantire di utilizzare strumenti monouso o sterilizzabili in autoclave, inchiostri sterili, camici e coperture monouso, un approccio ai guanti che definisce «chirurgico» e smaltire i rifiuti come speciali. Se si lavora bene, il rischio di infezione è minimizzato, motivo per cui l'approccio usato da mia sorella e dalla maggior parte delle persone che si sottopongono a un tatuaggio non è sbagliato. La serietà di un tatuatore si vede, per prima cosa, dal rispetto delle norme igieniche.

Un aspetto sul quale gli operatori invece possono fare poco è quello relativo alle reazioni infiammatorie sia di tipo allergico sia di tipo non allergico che rappresentano una buona metà degli effetti collaterali osservati, e si manifestano come alterazioni della pelle, rigonfiamento e sollevamento in corrispondenza del tatuaggio, ulcere e necrosi, formazione di cicatrici e fotosensibilità.

Il fatto, poi, che i pigmenti vengano portati in giro per l'organismo dai sistemi circolatorio e linfatico può provocare accumuli nei linfonodi o nel fegato: quali possono essere le conseguenze?

Sappiamo ancora poco di una possibile correlazione tra tatuaggi e tumori, ma almeno per quanto riguarda i tumori della pelle, gli studi epidemiologici sembrano aver escluso il nesso. Un'analisi sistematica effettuata nel 2012 sugli studi pubblicati tra il 1938 e il 2011, che riportavano casi di tumori alla pelle in seguito a un tatuaggio, ha individuato solo cinquanta casi tra melanomi e carcinomi della pelle, un numero decisamente al di sotto della media dell'incidenza per questi tumori, portando gli autori a concludere si tratti di una coincidenza e non di una relazione di tipo causa-effetto.[65]

Ma la questione rimane aperta perché gli studi sono davvero pochi, così come sono ancora pochi gli studi sugli effetti che gli inchiostri per tatuaggi possono avere sulla gravidanza. Sappiamo che alcune delle sostanze chimiche contenute negli inchiostri possono passare attraverso la placenta e raggiungere il feto, quindi, almeno a livello di precauzione, si sconsiglia di effettuare tatuaggi durante quei nove mesi. Idem per l'allattamento, mi conferma Ylenia Cammareri, «dove ci sono scuole di pensiero diverse, ma la maggioranza preferisce rimandare, anche perché parliamo di un periodo delicato a livello ormonale che si riflette sulle caratteristiche della pelle».

Discorso simile per le pazienti oncologiche che, spesso, si rivolgono al trucco permanente per tatuare sopracciglia che possono cadere in seguito ai trattamenti farmacologici o capezzoli asportati chirurgicamente. «In questi casi cerco di evitare il periodo delle cure e programmo il mio trattamento o prima dell'inizio, oppure nelle pause lunghe, se ci sono, o direttamente alla fine. Sempre, però, se c'è il via libera del medico», mentre si evitano i tatuaggi su persone che abbiano malattie della pelle in corso o croniche che potrebbero subire un peggioramento, come dermatiti, psoriasi o eczemi.

Uno dei problemi del settore è che, mancando una regolamentazione seria, manca anche un sistema di vigilanza paragonabile a quelli che ci sono per medicinali, cosmetici e alimenti. Non c'è un registro che raccolga gli effetti avversi e che permetta quindi di effettuare indagini epidemiologiche, ma manca anche la consapevolezza di chi sceglie di tatuarsi di essersi sottoposto a una procedura che può creare problemi, e che quando avvengono li si deve comunicare. Le indagini a campione condotte sia in Italia dall'Istituto superiore di sanità sia in altri Paesi dell'Unione europea dimostrano come pochi pazienti si rivolgano al proprio medico in seguito a un effetto avverso legato al tatuaggio e preferiscano invece tornare dal tatuatore.

Un vero Far West

Una ventina di anni fa, nel 2003, l'antenato di quello che oggi conosciamo come Comitato scientifico per la sicurezza dei consumatori (il Cssc che abbiamo incontrato nel primo capitolo) ha definito gli inchiostri per tatuaggi un «paradosso legale» perché, sebbene siano utilizzati per scopi estetici e cosmetici, il fatto che debbano essere iniettati li esclude dal Regolamento cosmetici 1223/2009 – perché i cosmetici, per legge, possono essere solo applicati sulla superficie più esterna del corpo – e li mette nel limbo dei prodotti di consumo generici.

Per farvi un esempio concreto, un pigmento utilizzato per una tinta per capelli ricade nel Regolamento 1223/2009 che pone vincoli molto stringenti di sicurezza. Allo stesso modo, un colorante alimentare deve seguire la normativa di riferimento per gli alimenti che, a livello europeo, è contenuta nel Regolamento 1333/2008. Se però questo stesso pigmento viene iniettato sottopelle, le regole diventano meno chiare. Non c'è, a oggi, una normativa comune europea, come per tutti gli altri settori. Abbiamo due risoluzioni, non vincolanti, risalenti al 2003 e al 2008[66] che indicano i criteri per la valutazione della sicurezza degli inchiostri con specifiche sull'etichettatura, sulle condizioni igieniche necessarie per la pratica, sull'obbligo di divulgazione dei rischi sulla salute che tatuaggi e trucco permanente possono comportare e con una lista di sostanze chimiche vietate o fortemente limitate.

Questi documenti del Consiglio d'Europa sono pensati per offrire delle linee guida che le nazioni possono scegliere di adottare o no. A oggi, solo sette Stati hanno normative nazionali e l'Italia non è fra questi.

L'unico riferimento che abbiamo è rappresentato dalle circolari emanate dal ministero della Salute, contenenti le *Linee guida per l'esecuzione di procedure di tatuaggio e piercing in condizioni di sicurezza*[67] che danno indicazioni sui requisiti igienici per praticare tatuaggi in sicurezza, prendono in considerazione i rischi di trasmissione di infezioni e di eventuali effetti tossici dovuti alle sostanze utilizzate per la pigmentazione del derma. Prevedono, inoltre, tra le indicazioni finali, l'adeguata formazione degli operatori che eseguono i tatuaggi e l'esigenza di informare gli utenti sul rischio di trasmissione di malattie infettive.

Si tratta, appunto, di linee guida che si sgretolano e disperdono nella frammentazione del sistema sanitario regionale. A oggi, alcune regioni come la Toscana, il Friuli Venezia Giulia e le Marche hanno emanato leggi specifiche per regolare il settore dei tatuaggi, mentre tutte le altre si dividono fra quelle che hanno recepito le linee guida del ministero e quelle che ancora non l'hanno fatto. Insomma, se a comprare un cosmetico a Torino, a Parigi o a Vilnius cambia poco sul piano della sicurezza perché tutti gli Stati dell'Unione aderiscono allo stesso regolamento europeo, il 1223/2009 appunto, non possiamo dire che sia la stessa cosa per i tatuaggi, nemmeno sul territorio nazionale.

Non è la stessa cosa nemmeno sul piano dell'accesso ai tatuaggi. Possono, infatti, tatuarsi solo i maggiorenni, oppure i minori con un consenso informato dei genitori, ma non se sono siciliani, e se sono toscani devono comunque avere più di quattordici anni. La questione dell'età può sembrare irrilevante, ma rende bene l'idea della «frammentazione» di cui si sta parlando e che raggiunge il livello massimo quando si vanno a vedere le normative specifiche per la professione, come mi ha spiegato Ylenia Cammareri.

Quando si parla di sicurezza dei cosmetici, si dice sempre che la legge stabilisce le regole, ma poi sta alle aziende rispettarle. Questo significa che quando compriamo un prodotto cosmetico facciamo un atto di fiducia nei confronti dell'azienda che lo ha messo in commercio, così come quando andiamo al ristorante facciamo un atto di fiducia nei confronti del proprietario e della cucina presupponendo che abbiano rispettato le norme igieniche.

Nel caso dei tatuaggi questa raccomandazione vale ancora di più, perché il perimetro normativo è molto meno definito e quindi è ancora più importante affidarsi a professionisti qualificati e seri. Da questo punto di vista, la circolare ministeriale prevede che i tatuatori abbiano un'adeguata formazione attraverso i corsi regionali con uno standard di novanta ore, ma ogni regione – nemmeno a dirlo – fa di testa sua. Quindi il numero di ore può variare da quattordici a settecento.

«Quando ho iniziato a lavorare, il corso in Emilia Romagna, la mia regione, era di sole quindici ore, che mi sono sempre sembrate poche; così poi ne ho seguiti molti altri in accademie private o in altre regioni che hanno corsi più completi» mi spiega Cammareri, che mi fa capire che il mondo dei corsi privati è affollato e non del tutto trasparente. Ci sono molte accademie che spesso e volentieri si fanno la guerra tra di loro, alcune di queste vincolano le allieve e gli allievi all'acquisto di attrezzature e prodotti e ci sono casi di sistemi piramidali simili a quelli che abbiamo conosciuto nel settore degli oli essenziali.

Le parole di Ylenia Cammareri mi hanno fatto tornare alla mente la richiesta di una mia follower su Instagram in merito a un trattamento con un prodotto miracoloso che le avevano proposto attraverso una di queste accademie e che prometteva di correggere un tatuaggio sbagliato «cancellandolo». Ora, eliminare un tatuaggio è qualcosa di estremamente complicato, si fa con il laser, servono diverse sedute e soprattutto servono medici in grado di gestire la cosa per evitare cicatrici e danni. Com'è possibile che un semplice prodotto da applicare sulla pelle possa ottenere lo stesso risultato? Mica è la gomma magica... La mia follower mi ha così girato un post del centro estetico che proponeva il trattamento con le classiche foto tanto perfette quanto finte del prima e del dopo e spiegava che avrebbero utilizzato il prodotto «durante» le sessioni di dermopigmentazione. Il prodotto veniva presentato come «un *pigmento* non tossico che estrae il vecchio pigmento attraverso aghi sterili e la funzione delle sostanze contenute al suo interno». Italiano creativo a parte, il senso della frase è che questo «pigmento», scritto tutto in maiuscolo per sottolineare che si tratta di qualcosa che colora, è in grado di eliminare il pigmento vecchio anche grazie ad altre sostanze contenute.

Non saranno mica così pazzi da usare l'acqua ossigenata, mi sono detta mentre leggevo la descrizione. Questa sostanza è un potente ossidante ed è in grado di «spezzare» i pigmenti facendo loro perdere il colore. Si usa nei prodotti per decolorare i capelli perché distrugge il nostro pigmento naturale, la melanina, ma si usa anche nelle tinture permanenti per «cancellare» il colore sottostante e permettere di fissare il colore desiderato. Se io avessi dovuto inventarmi un modo veloce per cancellare un tatuaggio il mio primo pensiero sarebbe stato proprio l'acqua ossigenata. Sono però anche una persona responsabile e non avrei mai potuto creare davvero un prodotto del genere poiché iniettare nel derma acqua ossigenata significa distruggere tutto quello che incontra, perché così come spezza le molecole coloranti, ne spezza anche molte altre. Con i capelli, pazienza, tanto sono già «morti», ma la pelle è viva e si rischia di rimanere con una cicatrice permanente o una necrosi.

Ho fatto un po' di indagini e sono riuscita a trovare, sepolta nei meandri della rete, l'immagine di una boccetta di questo prodotto nella quale erano indicati gli ingredienti e, indovinate un po'?, avevano avuto la mia stessa idea, ma non i miei stessi scrupoli.

Non so come siano riusciti a ottenere quel prodotto e quali falle nel sistema dei controlli abbiano sfruttato, ma quel che è sicuro è che là fuori ci sono professionisti che iniettano sotto la pelle delle loro clienti acqua ossigenata per cancellare un tatuaggio, procurando loro un danno.

Quello sì, permanente davvero.

Inchiostri pericolosi e dove trovarli

Come ha rivelato l'analisi condotta dal Joint Research Center, la maggior parte degli inchiostri per tatuaggi sul mercato europeo è prodotta negli Stati Uniti, mentre gli inchiostri per trucco permanente sono generalmente prodotti in Europa, in particolare in Germania, Italia, Spagna e Regno Unito. Ma poiché il mercato degli inchiostri per tatuaggi rappresenta una frazione marginale della produzione globale di coloranti, i pigmenti utilizzati negli inchiostri per tatuaggi e trucco permanente possono non essere prodotti specificamente per tali scopi. Questo comporta, per esempio, che possono avere livelli di impurità che vanno benissimo per un pigmento che deve finire in una tinta per capelli, ma che diventano un problema se iniettati nell'organismo.

Un buon modo per farsi un'idea della situazione è andare a visitare il sito del Rapex, il sistema di allerta europeo che permette agli Stati membri di comunicare velocemente l'individuazione di lotti di prodotti non conformi. Cercando le notifiche relative agli inchiostri per tatuaggi ne ho trovata una dell'aprile 2021 segnalata dal nostro Paese e relativa a un inchiostro verde della marca Intenze che «contiene un'ammina aromatica chiamata orto-toluidina» con un valore di 28,6 milligrammi per chilogrammo che «a contatto diretto e prolungato con la pelle può essere assorbita e provocare tumori oltre che irritazioni cutanee».[68] Questa sostanza è una di quelle vietate nella risoluzione del Consiglio d'Europa del 2008, quindi le autorità hanno chiesto il ritiro immediato del prodotto dal mercato. Dello stesso marchio troviamo poi un «rosso ciliegia» che contiene un'altra ammina aromatica, la orto-anisidina, presente anche in un inchiostro color «sabbia del deserto» che però ha anche quantità fuori norma di bario e cadmio, entrambi cancerogeni e molto tossici, ma l'*en plein* lo fa il «giallo oro» della Intenze che contiene orto-toluidina, altre due ammine aromatiche e il bario.

Storie simili per altre aziende e altri inchiostri, per un totale di qualche decina di prodotti l'anno segnalati e ritirati dal mercato. Visitare il sito del Rapex è sempre molto istruttivo e permette di toccare con mano la mancanza di serietà di certe aziende di cui bisogna segnarsi i nomi.

Se dovessi cambiare idea sui tatuaggi e decidere di farne uno, per prima cosa andrei a verificare che gli inchiostri utilizzati non siano prodotti dalle aziende che sono frequentatrici assidue del Rapex. E se dovessi trovarmi di fronte a una di queste, probabilmente mi farei delle domande anche sulla serietà del tatuatore.

Passando all'azione

Come avrete capito, la situazione è seria e le richieste di mettere ordine nel caos normativo sono arrivate un po' da tutte le parti in causa, tatuatori in testa. Nel dicembre 2015, quindi, la Commissione europea ha chiesto all'Autorità europea per le sostanze chimiche di valutare i rischi per la salute delle sostanze chimiche contenute negli inchiostri per tatuaggi, il relativo impatto socioeconomico e la necessità di un'azione da parte dell'Unione europea con l'obiettivo di preparare una restrizione del loro uso a causa delle «numerose preoccupazioni per la salute pubblica».[69] Questo perché alcuni ingredienti degli inchiostri potrebbero essere sensibilizzanti per la pelle o rientrare nella categoria di quelli che vengono chiamati Cmr, cioè cancerogeni, mutageni e tossici per la riproduzione. L'obiettivo della Commissione era di rendere effettive e vincolanti le raccomandazioni della risoluzione del Consiglio d'Europa del 2008, aggiornarle, integrarle e inserirle fra gli allegati del Regolamento Reach.

Giunti a questo punto nella lettura probabilmente non ne potrete più di sigle, regolamenti e istituzioni. Vi capisco. Sembra tutto molto complicato e il punto è che lo è davvero.

Guardare dentro agli ingranaggi della macchina che valuta e poi gestisce la sicurezza di ingredienti e prodotti non è facile e non è immediato, ma vi assicuro che ripaga. Quando si capisce quanto lavoro c'è dietro, quante migliaia di persone sono coinvolte e quanta competenza a tantissimi livelli viene messa in campo, si vive un po' più sereni. Attenti, ma attivi, in grado di interpretare una notizia e di non subirla passivamente.

In questo caso, quello che è importante sapere è che quando si parla di sostanze chimiche, indipendentemente dall'uso che se ne fa, il Reach è l'imperatore galattico. Tutto ciò che è chimico deve sottostare a questo regolamento, le registrazioni delle sostanze nuove passano da qui, così come passano le restrizioni.

Se qualcosa entra nel Reach diventa valido su tutto il territorio europeo, motivo per cui la Commissione ha chiesto all'Echa di analizzare la situazione e fare una proposta di inserimento e revisione con l'idea di trasformare il Far West degli inchiostri per tatuaggi in un qualcosa di più simile a un villaggio svizzero.

I ricercatori dell'Echa si sono messi al lavoro, in maniera molto simile a quella dei colleghi dell'Efsa che abbiamo già incontrato; la proposta di restrizione ha ottenuto il sostegno degli Stati membri nel luglio 2020, è stata adottata dalla Commissione nel dicembre 2020 ed entra in vigore, come dicevamo, a gennaio 2022, arrivando ad armonizzare a livello dell'Unione le misure relative alle sostanze chimiche pericolose presenti negli inchiostri per tatuaggi e trucco permanente. Così facendo, «garantisce che tutti i cittadini dell'Ue godano di pari protezione nei confronti di tali sostanze».

Leggiamo sul sito dell'Echa che «grazie alla restrizione sarà possibile prevenire ogni anno oltre mille casi di reazioni allergiche croniche. Diminuiranno inoltre varie altre reazioni cutanee ed effetti gravi derivanti dai tatuaggi e dal trucco permanente».[70]

L'approccio dell'Autorità è stato molteplice. Alcuni gruppi di sostanze sono stati valutati in maniera esclusivamente qualitativa senza che ne sia stata indicata una dose massima, per il motivo che per queste sostanze non esistono soglie di sicurezza. Fra queste troviamo molte sostanze cancerogene e mutagene e composti a base di piombo. Ne troviamo anche tante sensibilizzanti per la pelle, irritanti o corrosive, perché «quando sono iniettate nel derma possono provocare reazioni più gravi rispetto alle stesse sostanze applicate sulla pelle» attraverso un cosmetico, per esempio.

Per alcune sostanze per le quali esistono dati tossicologici, come il metanolo o le ammine aromatiche o i coloranti azoici, sono invece state condotte delle analisi semi-quantitative, e se ne è valutata anche la diffusione negli inchiostri, visto che circa la metà dei coloranti utilizzati negli inchiostri per tatuaggi e per il trucco permanente le utilizzano.

È stata poi fatta un'analisi sull'esposizione, perché non tutti i tatuaggi sono uguali e non si possono paragonare le esposizioni derivanti da un piccolo disegno, come la rappresentazione in un singolo colore della doppia elica del Dna, con il disegno coloratissimo a tutta schiena delle meduse di Ernst Haeckel che, se non le avete mai viste, vi consiglio di cercare.

Quello che è sicuro è che una valutazione del rischio effettuata sul secondo scenario, quello più estremo e peggiore sul piano della potenziale tossicità, permette di stabilire dei limiti che proteggono tutti, anche chi ha un piccolo tatuaggio. La scelta di occuparsi dello scenario peggiore e, spesso, irrealistico è abbastanza comune nelle valutazioni sulla sicurezza di una sostanza o di una pratica, come abbiamo già avuto modo di vedere nei casi dell'aloe o del biossido di titanio. Si tratta di condizioni volutamente portate all'estremo per poter essere davvero sicuri che il limite eventualmente imposto garantisca la sicurezza di tutti.

L'Autorità ha quindi valutato il rischio che si corre facendo sessioni ripetute, una volta al mese, ogni volta coprendo una superficie di trecento centimetri quadrati (un quadrato di circa 17 centimetri di lato) fino a coprire tutta la superficie corporea stimata in diciottomila centimetri quadrati circa, quindi sessanta sessioni per cinque anni di lavoro, considerando di iniettare 14,36 milligrammi di inchiostro per ogni centimetro quadrato di pelle, quindi quattro grammi per sessione.

Sulla base di questi parametri, l'Echa ha proposto due possibili revisioni, una più permissiva e una più restrittiva. Anche qui siamo di fronte a un metodo consolidato. Le Agenzie europee che si occupano di valutazione del rischio propongono spesso scenari diversi, rimandando ad altri gruppi le valutazioni di tipo economico e sociale, per poter fornire alla Commissione un quadro il più possibile completo della situazione e delle conseguenze, anche economiche, che la restrizione potrebbe provocare.

Se districarsi fra le tabelle nelle quasi cento pagine della proposta di restrizione di Echa non è banale, le idee alla base della restrizione sono intuitive e di buon senso.

Intanto, tutte le sostanze vietate per l'uso nei cosmetici devono essere vietate anche per l'uso negli inchiostri per tatuaggi. Capite bene che se qualcosa è considerato tossico per essere messo sulla pelle, l'iniezione *sotto* la pelle non deve essere contemplata.

Le sostanze classificate come cancerogene, mutagene e tossiche per la riproduzione sono da evitare, mentre per le sostanze irritanti e corrosive per le quali non è possibile individuare una soglia, la restrizione propone di ridurne la presenza il più possibile, mettendo un limite nello scenario più permissivo allo 0,1%. Quando si propone una riduzione del genere l'obiettivo è quello di scoraggiarne l'utilizzo riducendo a livelli davvero minimi (e inutili) la presenza della sostanza. Questo ragionamento è stato fatto anche per alcune ammine aromatiche. Poiché in genere ne serve almeno il 5-10% negli inchiostri per dare colore, fissare il limite allo 0,1% ne scoraggia l'uso: metterne così poco non serve a niente.

Per quanto riguarda le impurezze, i contaminanti come arsenico, bario, rame, piombo e zinco, quelli tanto presenti nei prodotti che ho scovato sul Rapex, le soglie indicate nella risoluzione del Consiglio d'Europa del 2008 sono considerate efficaci e si è visto che possono essere gestite dall'industria perché la stragrande maggioranza degli inchiostri è risultata conforme.

L'esito di questo lungo processo è, quindi, la restrizione di circa quattromila sostanze, per un costo stimato in circa quattro milioni e mezzo di euro all'anno fra perdite e investimenti necessari per modificare dal 30 al 70% degli inchiostri per tatuaggi e circa il 20% degli inchiostri per trucco permanente.

Ci sono solo due eccezioni importanti, un pigmento blu, il Pigment Blue 15:3 e un pigmento verde, il Pigment Green 7, per le quali la Commissione e gli Stati membri hanno concordato più tempo, fino al 4 gennaio 2023, perché al momento non hanno sostituti efficaci, ed essendo molto utilizzati vietarli da subito metterebbe molto in difficoltà gli operatori.

A dirla tutta, il mondo dei tatuatori non ha preso benissimo questa proroga e avrebbe preferito una deroga, tant'è che non appena è stata annunciata è partita la campagna *Save the pigments*,[71] salviamo i pigmenti, nella quale si utilizzano motivazioni e accuse simili a quelle utilizzate dall'associazione dei produttori di integratori nei confronti della restrizione dei derivati dell'aloe. L'Autorità europea per le sostanze chimiche viene accusata di aver valutato negativamente i due pigmenti sulla base di un sospetto e non di una certezza, si spinge sulle difficoltà economiche che ne deriverebbero e tutto il repertorio classico che vi invito ad andare a verificare autonomamente sul sito della petizione.

«Io non ho le competenze per parlare della composizione dei pigmenti, ma come tutti i bravi tatuatori so usare i colori, li so scegliere e valutare sulla base della resa» mi dice Ylenia Cammareri, «per questo so anche che se i pigmenti nuovi che arriveranno in sostituzione non saranno performanti, molti del settore troveranno scappatoie.» Un problema di cui bisognerà tener conto anche, e forse soprattutto, a livello nazionale, come chiesto dall'Istituto superiore di sanità. Leggiamo sul portale EpiCentro[72] dell'Iss che alla luce della nuova restrizione «diventa sempre più improcrastinabile l'emanazione di una regolamentazione che abbia anche l'obiettivo di armonizzare sia l'attività che il suo controllo, su tutto il territorio nazionale», quindi che si occupi di aggiornare e uniformare le linee guida, le raccomandazioni, i requisiti di igiene e di sterilità e le misure per prevenire i rischi di contaminazione microbiologica. Qualcosa sembra muoversi, anche se molto lentamente. Il ministero della Salute nel 2018 ha, infatti, istituito un tavolo tecnico-regolatorio, è stato elaborato un documento contenente le «prescrizioni in materia di sicurezza delle pratiche di tatuaggio e trucco permanente», che potrebbe essere approvato e reso obbligatorio in tutte le regioni.

Per concludere

La storia dei tatuaggi, con tutte le sue implicazioni, è una bella lezione di gestione del rischio, ma ci insegna anche molto sulla nostra personale percezione dei rischi e dei pericoli. Mentre scrivo questo capitolo siamo nel pieno del dibattito pubblico sulla sicurezza dei vaccini contro il Sars-CoV-2, il virus che ci ha stravolto la vita. Una delle questioni più discusse sono i possibili, ma ignoti, effetti collaterali a lungo termine che alcuni personaggi senza scrupoli hanno usato come leva per far emergere tutte le nostre paure più profonde. Sui giornali, in tv e sui social non si fa che parlare delle conseguenze a lungo termine che potrebbe avere l'iniezione intramuscolo di qualche microgrammo di Rna. Conseguenze che sono sempre raccontate come terribili, dal cancro alla sterilità, ma che all'atto pratico non hanno nessun fondamento. Certo, la possibilità c'è, perché c'è sempre una possibilità, ma non ci sono elementi che facciano pensare che quella possibilità sia anche probabile.

E poi ci sono gli inchiostri per tatuaggi, i quali, lo sappiamo con certezza, possono provocare danni alla nostra salute a breve e a lungo termine. Sappiamo che possono avere concentrazioni elevate di metalli che vanno in giro per il corpo, sappiamo che possono essere cancerogeni, che non possono essere innocui, e abbiamo accettato per anni che fossero in commercio senza aver superato neppure una minima parte dei test di sicurezza che sono richiesti per un vaccino.

Ma sappiamo anche che la restrizione, per quanto importante, è comunque un compromesso. Non esiste il colorante innocuo, non esiste l'inchiostro senza metalli, non esiste il tatuaggio senza rischi. Possiamo vietare le sostanze peggiori, possiamo mettere un limite alla quantità di metalli presenti e possiamo imporre regole di igiene e di formazione agli operatori. Ma non possiamo eliminare tutte le sostanze che ci espongono a un rischio, perché per farlo dovremmo vietare i tatuaggi.

Quindi accettiamo il compromesso di aver eliminato dal commercio gli inchiostri meno sicuri degli altri così come ogni giorno facciamo il rapporto rischio-beneficio di fronte alle situazioni più varie: quando decidiamo di berci una birra anche se sappiamo che contiene una sostanza cancerogena o di assumere anticoncezionali nonostante contengano interferenti endocrini. Ogni volta facciamo una nostra personalissima valutazione del rischio e, se ci pensate, non è così diverso dal lavoro che fanno le Agenzie europee e la Commissione, che valutano i rischi e decidono come gestirli. Certo, non abbiamo gli stessi strumenti, non siamo in grado di analizzare tutti gli studi scientifici e spesso ci lasciamo ingannare, ma ogni nostra scelta è un processo di valutazione e gestione che tante volte facciamo senza neanche rendercene conto. Perciò mi piace raccontare storie come questa che ci mettono di fronte alle nostre contraddizioni e alla nostra fragilità.

VI

Batteri: buoni o cattivi?

Quello che abbiamo con i batteri è un rapporto complicato. A volte sono preziosi alleati, altre nemici da combattere. Ne esistono miliardi di miliardi di specie diverse: alcuni pericolosissimi, come lo *Yersinia pestis* che provoca la peste, altri utili, come i tanti batteri commensali che vivono nel nostro intestino.

Ma il bello arriva quando il rapporto con i batteri viene plasmato dalle mode, che ci portano a generalizzare: o tutti o nessuno. In questo periodo, per esempio, possiamo individuare due trend diametralmente opposti. Da un lato la mania dell'igiene – esasperata dalla pandemia – ci porta a lavarci e disinfettarci per eliminare ogni tipo di microrganismo che abbiamo addosso ed evitare così malattie, infezioni, puzze e quant'altro. Dall'altro la nuova tendenza del microbiota suggerisce invece che i batteri sono nostri alleati e, come tali, vanno protetti e coccolati, in altre parole *accolti*, non eliminati.

Come siamo arrivati a questo ennesimo dilemma biologico? Facciamo un passo indietro e andiamo a scoprire le origini dell'igiene personale.

Dalla cenere al sapone

Quella del sapone è una storia di grasso, di carcasse e di guerre. È una storia di chimica inconsapevole e di grandi invenzioni. È la storia del progresso industriale delle grandi città europee e del Midwest americano. È la storia di un prodotto nato dagli scarti, sostenibile una volta, ma ormai probabilmente non più. È la storia di come le mode cambino e di come si faccia davvero in fretta a dimenticarsene. Ma è anche la storia del nostro rapporto con l'igiene, con il microbiota – cioè l'insieme dei microbi che colonizzano il nostro corpo dentro e in superficie –, con la paura per le malattie e con il fascino, molto recente, per ciò che questi microrganismi possono fare per noi.

Quella del sapone è un po' la storia delle tante civiltà che hanno abitato questa Terra e che oggi, proprio per l'espansione incontrollata che ha caratterizzato gli ultimi secoli, la stanno mettendo in difficoltà. Non possiamo parlare di ambiente, di *Clean beauty*, di sostenibilità, di natura e bellezza senza partire, quindi, da una tavoletta di terracotta sumera risalente a più di quattromila anni fa che recitava così: «Con l'acqua mi sono bagnato. Con la soda mi sono purificato. Con l'olio mi sono abbellito. Con l'abito della regalità celeste mi sono rivestito» e che rappresenta la prima testimonianza scritta dell'invenzione del sapone.

Nella definizione moderna, il sapone è un sale di un acido grasso con almeno otto atomi di carbonio. Decisamente poco romantico, mi rendo conto, ma questa definizione permette di descrivere una famiglia sterminata di prodotti diversi. La sua funzione principale, lo sappiamo, è quella di pulire, eliminare le macchie e rimuovere l'unto, e la svolge grazie alle sue proprietà chimiche. I saponi sono infatti tensioattivi, fatti cioè di molecole che hanno una doppia natura, una parte solubile in acqua, l'altra parte nei grassi. Questa caratteristica permette di «sciogliere lo sporco più ostinato», come recitava la pubblicità di un detersivo per piatti, agganciando l'unto e portandolo via col risciacquo.

Quindi per fare un sapone ci vogliono per prima cosa dei grassi, quelli che i chimici chiamano trigliceridi, e delle sostanze chimiche fortemente alcaline, che insieme danno vita a una reazione chiamata di «saponificazione», che porta alla produzione di quei sali di acidi grassi che sono capaci di agganciarsi allo sporco e portarlo via col risciacquo.

Ma come si sia arrivati a questa procedura non è per niente chiaro. È probabile che, come per molte delle invenzioni che hanno segnato la nostra storia, sia successo un po' per caso e un po' per intuizione. Una delle ipotesi più diffuse vede al centro dell'invenzione lo spiedo. Immaginiamoci della carne ad arrostire sul fuoco. Man mano che la cottura procede cadranno gocce di grasso nella cenere. Alla fine, andando a pulire la cenere ci troveremo con le mani nere, sporche e unte, ma sarà sufficiente sciacquarle con l'acqua per lavarle per bene. Lì, sulle nostre mani, il grasso, la cenere e l'acqua avranno dato vita a una reazione di saponificazione con la formazione di tensioattivi e magari anche di schiuma. Insomma, una specie di sapone istantaneo.

Gli antichi egizi, specialmente quelli della casta sacerdotale, tenevano molto all'igiene, che aveva una valenza «medicale e magica». Come mi racconta Divina Centore, egittologa del Museo egizio di Torino, «non meraviglia che gli ingredienti per queste pratiche fossero spesso gli stessi, mentre le varie ricette – in parte giunte fino a noi grazie ai papiri medici – venivano elaborate recitando formule scaramantiche per propiziarsi l'aiuto degli dei e allontanare gli spiriti maligni». Tra queste ricette troviamo quella di una pasta detergente «a base di polvere di calcite, miele e natron – un minerale che si ottiene per evaporazione di acque ricche di sodio che ha dato il nome al lago Wadi El-Natrun in Egitto, uno dei luoghi più importanti per la sua raccolta. Era un prodotto sia igienico sia cosmetico, ma usavano anche terre e sali con funzione abrasiva o lisciviante o prodotti ottenuti dalla mescolanza di sostanze alcaline con gli oli».

Grazie a Plinio il Vecchio sappiamo che invece per gli antichi romani il sapone era una specie di pomata fatta di sego, il grasso bovino, e ceneri, e che qualcosa di simile veniva utilizzato anche dai greci, ma soprattutto per lavare abiti e a scopi medici. È solo dal Medioevo che abbiamo iniziato a utilizzare grassi di origine vegetale. Il sapone di Aleppo, che molte e molti di voi avranno sentito nominare, è stato il primo sapone «veg» della storia; ottenuto a partire dall'olio d'oliva e aromatizzato con alloro, è arrivato a noi europei dalla Siria portato dai crociati e dai mercanti. Da lì è stato un fiorire di saponette, ognuna caratterizzata da un diverso grasso di partenza e da profumazioni differenti.

Una delle prime ricette moderne della produzione di sapone la troviamo in un manuale per alchimisti del periodo a cavallo tra VIII e IX secolo, la *Mappae Clavicula*, una specie di tutorial di YouTube dell'epoca: «Spargete la cenere ben bruciata di ceppi buoni sopra il vimini intrecciato. [...] e versateci sopra dell'acqua calda in modo che passi goccia a goccia. [...] Dopo che si è ben chiarificata, lasciate cuocere. [...] Aggiungete abbastanza grasso e mescolate molto bene».

Il grasso reagisce con la liscivia, una sostanza prodotta nelle ceneri che può essere piuttosto tossica e corrosiva, motivo per cui i produttori di sapone devono indossare indumenti protettivi.

Storicamente, le prime fonti di grasso sono state le carcasse degli animali macellati. In fondo, per ottenerlo era sufficiente avere un coltello, mentre per estrarre oli dalle piante servono procedure un po' più complesse, anche se già in uso fin dall'antichità.

Il grasso di partenza può fare la differenza per il risultato finale. Grassi diversi hanno composizioni chimiche differenti e la scelta di uno o dell'altro renderà il sapone più o meno lavante e più o meno schiumogeno a seconda della distribuzione specifica degli acidi grassi di partenza. Quelli con più atomi di carbonio, come l'acido laurico che ne ha dodici, produrranno saponi molto solubili in acqua e quindi molto lavanti anche a temperature basse: non per niente uno dei detergenti più utilizzati è il laurilsolfato di sodio, che avrete incontrato come Sls, che deriva proprio dall'acido laurico presente in grandi quantità nell'olio di cocco.

Anche la scelta delle sostanze alcaline influisce sulle caratteristiche del sapone. I saponi a base di sodio tendono a formare le classiche saponette solide, mentre quelli a base di potassio sono più liquidi. Quindi, a parità di grasso di partenza, la scelta di uno o dell'altro produrrà saponi di consistenze diverse. Potremo avere una saponetta di palmitato di sodio e un sapone liquido di palmitato di potassio, entrambi fatti a partire dall'acido palmitico in presenza di soda caustica (NaOH) o soda (Na_2CO_3) in un caso e potassa (K_2CO_3) nell'altro. Storicamente questi sali si ottenevano dalla combustione di piante come la salicornia cresciute in zone marine o semidesertiche, in grado di assorbire dal terreno le sostanze alcaline.

La prima svolta industriale nella storia del sapone è arrivata tardi, alla fine del Settecento, grazie a un premio messo in palio dall'Accademia francese delle scienze per chi fosse riuscito a sintetizzare il carbonato di sodio, quello che abitualmente viene chiamato soda, a partire dal comune sale da cucina. Ci è riuscito il chimico francese Nicolas Leblanc nel 1790 vincendo il premio e dando origine alla nuova e dirompente fase della produzione di sapone.

I capostipiti delle soap opera

«Milwaukee alla fine del 1800 era un posto abbastanza sporco» scrive la gazzetta della città. «Oltre al caos tipico delle aree urbane, la cittadina del Wisconsin era piena zeppa di fabbriche, concerie, officine meccaniche e mulini»,[73] tutte cose che ungono, macchiano, sporcano e che quindi richiedono sapone. Molto sapone.

Lo ha capito in fretta B.J. Johnson, arrivato in città da Buffalo, che con una piccola somma ottenuta dalla liquidazione del suo lavoro precedente ha deciso di mettersi in proprio e produrre saponette. Era il 1864 e nasceva la B.J. Johnson & Company, il cui nome non vi dirà nulla, ma solo perché la conoscete – e sono sicura che la conosciate tutte e tutti – con il nome che Johnson ha dovuto cambiare in seguito al successo planetario di un suo prodotto, un sapone a base di olio di palma e di olio d'oliva. Olio di palma e olio d'oliva... palma e oliva... vi dice qualcosa? Se unite le due parole ottenete il Palmolive, il sapone più famoso della storia recente, venduto in ottantotto Paesi e cinquantaquattro varianti.

Nel periodo a cavallo tra la fine dell'Ottocento e l'inizio del Novecento la saponetta «verde come la clorofilla» prodotta a partire da due oli che sono «i migliori alleati naturali per la nostra bellezza», già «utilizzati dagli antichi egizi», è diventata un best-seller mondiale. «Ah, se solo Cleopatra vivesse ai giorni nostri» recita una pubblicità dell'epoca, «sicuramente utilizzerebbe il sapone Palmolive.»

Il Palmolive è importante in questo racconto della storia dei saponi perché ha introdotto sul mercato la prima versione liquida di un sapone per la pelle.

Oggi vediamo gli shampoo e gli altri prodotti solidi come una grande innovazione, ma, come abbiamo appena detto, i detergenti sono nati solidi o al massimo mollicci, in pasta, e lo sono stati per tremila anni fino a quando, a fine Ottocento, non sono stati prima brevettati e poi introdotti sul mercato i saponi liquidi. È stata proprio la trasformazione da saponetta a flacone a rendere il successo del Palmolive dirompente sul mercato e a dare il via all'immensa differenziazione di detergenti che comprende shampoo, bagno schiuma, doccia schiuma, struccanti e così via.

Ma c'è un'altra grande storia americana che bisogna raccontare se si vuole capire l'evoluzione del mercato dei saponi, quella di altri due personaggi che forse vi sarà capitato di incontrare: William Procter e James Gamble. Il primo arrivava dall'Inghilterra alla ricerca del sogno americano dopo che alcune vicissitudini in patria lo avevano mandato sul lastrico. La malattia e la morte prematura della moglie interruppero il viaggio verso il grande Ovest di William Procter a Cincinnati, in Ohio, una delle città in espansione del cosiddetto Midwest, nella quale l'industrializzazione galoppava e l'industria della carne dominava il mercato. Tanta carne significa tanto grasso da utilizzare per i motivi più disparati. William Procter aveva imparato da giovane a far candele e dovendo pagare molti debiti decise di affiancare al suo lavoro in banca un'attività, dapprima amatoriale e via via sempre più redditizia, di produzione di candele. In poco tempo conobbe quella che sarebbe diventata la sua seconda moglie, Olivia Norris, figlia di un famoso produttore di candele dell'epoca. La sorella di Olivia, Elizabeth Ann, era sposata con un irlandese, un produttore di sapone la cui famiglia era emigrata negli Stati Uniti nel 1819. Il suo nome era James Gamble e il 31 ottobre del 1837 fondarono una delle più grandi aziende cosmetiche al mondo, la Procter&Gamble.

Nella loro prima fabbrica avevano un enorme bollitore nel quale cuocevano gli scarti della macellazione di animali recuperati da macellai, ristoranti e alberghi della zona. In meno di vent'anni raggiunsero il milione di dollari di fatturato, si assicurarono un appalto per la fornitura di saponi e candele all'esercito dell'Unione durante la guerra civile garantendosi anche la fedeltà delle migliaia di soldati che, una volta finita la guerra e tornati a casa, avrebbero poi continuato a comprare i loro prodotti. Alla fine del secolo, la loro produzione si concentrò sempre più sui saponi e sempre meno sulle candele, che abbandonarono definitivamente nel 1920.

Ma Procter&Gamble è passata alla storia anche per un altro motivo, aver cambiato l'approccio pubblicitario e di marketing all'igiene personale, grazie alla creazione del primo centro di ricerche di mercato della storia e a un grosso investimento per la sponsorizzazione di uno sceneggiato radiofonico intitolato *Ma Perkins*, che poi ha avuto talmente tanto successo da creare un genere: le soap opera, chiamate così perché associate, almeno inizialmente, alla promozione pubblicitaria dei saponi. Se da più di venticinque anni posso godere di *Un posto al sole*, lo devo all'intuizione geniale del team di pubblicitari che gestiva la comunicazione di Procter&Gamble.

Tornando alle questioni scientifiche, ci sono ancora due svolte importanti, nate anche in questo caso da necessità, che ci permettono di arrivare alla situazione attuale. La prima è stata la smarcatura dell'industria del sapone dai grassi animali grazie al lavoro di Procter&Gamble sull'olio di semi di cotone, che da una parte ha portato alla scoperta del processo di idrogenazione dei grassi insaturi nel 1909 e alla creazione di detergenti a base vegetale, ma che dall'altra ha aperto la strada a un nuovo filone alimentare, quello dei grassi vegetali solidi a temperatura ambiente utilizzati per cucinare, dei quali il Crisco di Procter&Gamble è stato il capostipite.

Un po' come la margarina, no?

«No, non è come la margarina, anche se è stata inventata in quegli anni a partire dagli stessi studi» mi corregge Dario Bressanini mentre gli racconto delle mie scoperte sulla storia dei saponi. Il chimico e divulgatore, punto di riferimento nazionale della cucina scientifica, mi spiega che «questi prodotti sono chiamati *shortening*, cioè accorcianti, perché accorciano le catene di glutine e si usano quindi per quelle preparazioni nelle quali non vuoi che si formi *troppo* glutine. Nelle crostate, per esempio. La margarina è vero che è un grasso solido a base vegetale, ma contiene acqua ed è fatta per sostituire il burro. Il Crisco e gli *shortening* in generale invece l'acqua non ce l'hanno».

Cerco di recuperare avanzando l'ipotesi che sia una specie di strutto vegano.

«Ecco, sì, come lo strutto. L'essenza del grasso.»

Margarine, *shortening* e saponi a base vegetale hanno, sì, smarcato l'industria dalla dipendenza dai grassi animali, ma l'hanno legata a quella dai grassi vegetali e, in particolare, dall'olio di palma, che è passato da ingrediente emozionale nel Palmolive a pilastro dell'industria dei detergenti e di quella alimentare.

A interrompere, momentaneamente, il suo dominio sono arrivate le due guerre mondiali. Quando l'approvvigionamento di olio di palma diventa difficile perché c'è una guerra in corso, devi inventarti qualcosa. Quel qualcosa sono stati i detergenti sintetici, quelli che oggi in uno slancio di marketing vengono definiti «non saponi» – ho sempre trovato curioso che siano presentati come alternative più naturali ai saponi, quando in realtà sono totalmente sintetici.

Il primo detergente sintetico della storia è stato l'olio di ricino rosso, un prodotto ottenuto trattando l'olio di ricino con l'acido solforico, che viene utilizzato ancora nell'industria tessile e della concia. Se parliamo, però, di pelle umana, gli inventori di tutto, o quasi, ciò che usiamo oggi per lavarci sono stati i chimici tedeschi durante la Prima guerra mondiale. Il bello dei chimici è che non badano tanto alla natura. Se una cosa non c'è, trovano il modo di crearla a partire da altro. In fondo, per loro, è sempre e solo questione di atomi e di forze che li tengono assieme. In guerra, quello che scarseggiava era il grasso, un bene troppo prezioso per essere sprecato per far saponette.

I chimici tedeschi hanno quindi trovato il modo di creare dei tensioattivi accoppiando alcol, butilico o propilico, con il naftalene e sulfonando poi il tutto. Termini e processi molto tecnici nei quali non mi addentro, ma che hanno portato a un risultato: il Nekal, un detergente che si usa ancora oggi nell'industria tessile.

Negli anni Venti e Trenta del secolo scorso la chimica di questi prodotti si è affinata molto, giocando con gli alcol di partenza e con le molecole da accoppiare, per ottenere detergenti che sono nati come meri sostituti dei saponi «naturali», ma che hanno ben presto conquistato il mercato per la loro versatilità ed efficienza.

Il risultato è che quello che chiamiamo oggi sapone probabilmente non lo è dal punto di vista strettamente chimico. Almeno non completamente. «La maggior parte dei detergenti per il corpo, sia liquidi sia solidi, sono in realtà sintetici» afferma un volantino della Food and Drug Administration, «sono popolari perché producono facilmente schiuma nell'acqua e non formano depositi gommosi. Alcuni di questi prodotti detergenti sono in realtà commercializzati come "sapone", ma non sono veri saponi secondo la definizione normativa della parola.»

L'evoluzione dell'industria del sapone è un buon modello per comprendere quella trasformazione che da specie priva di peli che scorrazzava per le praterie alla ricerca di animali da cacciare e di cereali da raccogliere ci ha fatti diventare la disgrazia per l'ambiente che siamo oggi. L'industria del sapone, prima di essere un'industria, era, come abbiamo visto, un modo per utilizzare gli scarti animali e vegetali, ma anche le ceneri. E così è stato a lungo. Nei luoghi industrializzati dell'Europa e degli Stati Uniti, la filiera del sapone era strettamente collegata a quella delle candele ed entrambe davano un senso ai grassi che venivano prodotti dalla macellazione degli animali. Con una parte fai il bacon, con quel che avanza ci fai le saponette. Quando gli scarti non bastavano più, si è puntato sui grassi vegetali, ricavati dall'olio di palma o da altri semi oleosi, come la soia, andando di pari passo con l'industria alimentare. Ma anche qui, a un certo punto, è stata necessaria un'apertura al mondo dei sintetici con una quantità di livelli di lettura e di intrecci degni, davvero, di una soap opera.

Laviamoci!

Uno dei ricordi più nitidi che ho del mio passato di scienziata da bancone è l'odore pungente del laurilsolfato di sodio. Intendiamoci, quando si lavora in ambito biologico gli odori sono all'ordine del giorno e non sono quasi mai piacevoli. Ne ricordo molti, da quello del fenolo a quello della paraformaldeide che, nonostante le cappe di aspirazione, in qualche modo arrivavano alle narici. Ma il laurilsolfato di sodio, non so perché, ce l'ho lì stampato nella mente e mi torna alla memoria ogni volta che ripenso alla mia vita di quei tempi là.

Ho fatto ricerca per qualche anno nel campo delle neuroscienze e, da brava biotecnologa, ero stata messa a produrre fattori di crescita neuronali, cioè proteine che fanno fare certe cose ai neuroni. Possono farli muovere o differenziare. Io ne producevo di entrambi i tipi. Anzi, a dir la verità, li facevo produrre alle mie squadre di batteri, una per ogni fattore di crescita, che avevo opportunamente «ingegnerizzato». Erano batteri geneticamente modificati e, per quanto tutto questo sembri molto affascinante, nella realtà passavo molte ore nello scantinato del dipartimento a espandere colonie di batteri, farli crescere dentro a beute piene di brodo di coltura per poi raccoglierli e tirarne fuori i miei fattori di crescita che sarebbero serviti per gli esperimenti con le cellule. Estrarre proteine dai batteri non è difficile. È sufficiente trovare il modo di disgregare la membrana che li protegge per ottenere quello che in gergo si chiama «lisato», cioè una specie di frullato, senza però il bisogno di frullare. In genere sono sufficienti detergenti blandi. Io usavo il laurilsolfato di sodio che blando non è, ma lo diluivo molto. Faceva il suo dovere e nella maggior parte dei casi mi risolveva la prima fase dell'estrazione.

C'è stata solo una squadra di batteri che mi ha fatto dannare. Con loro non c'era verso. Riuscivo a disgregare le membrane dei batteri, ma le proteine non venivano fuori. Dopo molto penare siamo riusciti a capire che i batteri le avevano spedite in quelli che vengono chiamati «corpi di inclusione», una specie di aggregati proteici molto densi. C'è voluto un trattamento d'urto con laurilsolfato di sodio a concentrazioni molto alte per riuscire ad averla vinta, perché se c'è una cosa che sa fare bene è disgregare quello che incontra.

Il laurilsolfato di sodio appartiene alla grande famiglia dei tensioattivi, cioè le componenti principali dei detergenti intesi come shampoo, saponi, dentifrici e detersivi per il bucato. Queste sostanze, come ci dicevamo, sono in grado di staccare i grassi dalle superfici e portarli via con il risciacquo. Non per niente, in laboratorio, il laurilsolfato di sodio lo usavamo anche per lavare la vetreria. Era sufficiente metterne la punta di un cucchiaino nel vascone per riempirlo di bolle.

Tutti questi ricordi e quell'odore mi sono tornati alla mente nei primissimi giorni della pandemia, quando è diventato evidente che l'igiene sarebbe stata uno strumento fondamentale per il contenimento del virus. Che cosa potrà mai fare un sapone contro un virus che ha dimostrato di essere in grado di metterci tutti in ginocchio?

Quando tocchiamo una superficie contaminata, i virus e gli altri microrganismi che la colonizzano si trasferiscono sulle nostre mani appiccicandosi al grasso che le ricopre. I tensioattivi presenti in saponi e detergenti hanno due funzioni principali: da un lato portano via il grasso e lo sporco presenti sulla pelle tirandosi dietro anche virus e batteri. Dall'altro agiscono proprio sui microrganismi andando a disgregarne la struttura. Non ci riescono con tutti, ma i coronavirus sono fra quelli che possono essere distrutti da un semplice tensioattivo.

Questi sono i motivi per cui l'Organizzazione mondiale della sanità ha indicato fin da subito l'utilizzo dei saponi come una delle azioni più efficaci per mitigare gli effetti dell'epidemia. Di errori di comunicazione ne sono stati fatti moltissimi durante l'emergenza, ma il messaggio dell'igiene sembra essere passato, anzi, forse è passato fin troppo. Stando ai dati di Cosmetica Italia, rispetto al 2018, il mercato degli igienizzanti per le mani nel 2020 è quasi raddoppiato e, leggiamo nel rapporto dell'associazione, «è interessante notare che i *claim* relativi all'igiene delle mani o, in generale, alla funzione igienizzante, si espandono trasversalmente su più famiglie di prodotto cosmetico».[74]

È nata quella che gli esperti di marketing hanno chiamato *Next level immunity*, cioè un'attenzione particolare sia per la difesa sia per il rafforzamento del sistema immunitario che si è manifestata con un aumento di vendite di disinfettanti e dispositivi per sterilizzare tutto lo sterilizzabile, ma anche con una crescita del mercato degli integratori alimentari e dei prodotti che dovrebbero rafforzare il microbiota, sia quello intestinale sia quello cutaneo.

Ma non laviamoci troppo

«Cinque anni fa, ho smesso di lavarmi. Almeno secondo quella che è l'accezione moderna di questa parola. Ogni tanto mi sciacquo i capelli, ma non uso né shampoo né balsamo e nemmeno saponi e detergenti sul corpo, con l'eccezione delle mani.» A parlare non è l'ennesimo attore di Hollywood promotore di una delle nuove mode strambe del momento, ma è James Hamblin, giornalista scientifico per «The Atlantic» e medico specializzato in medicina preventiva a Yale dove oggi insegna. Hamblin ha scelto di aprire il suo libro *Clean*, pubblicato nel 2020, con questa confessione forte, che è stata ripresa da tutti i giornali e che inevitabilmente ne influenza la lettura.

«Quando ci laviamo» scrive Hamblin «alteriamo almeno temporaneamente le popolazioni di microrganismi che vivono sulla nostra pelle, rimuovendole o modificando le risorse a loro disposizione.» In altre parole, ostacoliamo uno dei più importanti alleati di cui disponiamo per proteggerci dalle malattie, quello che viene definito microbiota cutaneo.

Il primo a occuparsi di microbiota è stato il grande naturalista Antoni van Leeuwenhoek usando uno dei microscopi che aveva inventato per confrontare le popolazioni di microrganismi provenienti da campioni di saliva e feci di varie persone e annotandone le differenze. Oggi, a distanza di tre secoli, sappiamo che quello che viene chiamato microbiota è diverso per ognuno di noi, è costituito da miliardi di miliardi di cellule microbiche ospitate dal nostro organismo, principalmente nel tratto gastrointestinale, ma ovviamente non solo. Ne troviamo miliardi di miliardi anche sulla nostra pelle. Gli studi che si sono via via accumulati nel corso degli anni ci hanno permesso di capire che questa «truppa» di batteri e lieviti ci serve, vive in simbiosi con noi, trova le proprie regole interne, subisce l'influenza di quello che mangiamo, dell'ambiente in cui viviamo e di quello che ci spalmiamo addosso.

Nel 2019, per esempio, il direttore del National Institute of Allergy and Infectious Diseases statunitense, Anthony Fauci – passato alle cronache per il suo impegno nella gestione della pandemia di Covid-19 –, chiedeva ai genitori di proteggere la pelle dei propri figli in modo da prevenire le allergie alimentari. Una richiesta in linea con gli studi epidemiologici che dimostrano che crescere in un ambiente più igienizzato espone i bambini a un rischio maggiore di sviluppare allergie rispetto ai loro coetanei che crescono per esempio in campagna e che sono più esposti a batteri e altri parassiti.

Anche in ambito dermatologico si stanno riesaminando molti protocolli di trattamento per eczemi e altre malattie della pelle che storicamente venivano curate con antibiotici in pomata e detergenti più o meno aggressivi. Insomma, cercare di eliminare del tutto i microbi potrebbe non essere una buona idea, e il razionale alla base della scelta di Hamblin sta tutto qui, nel provare a prendersi cura della propria pelle senza utilizzare cosmetici, ma sfruttando al meglio il lavoro dei tanti alleati di cui disponiamo. Una scelta decisamente controcorrente e anche un po' provocatoria se consideriamo che questi sono gli anni in cui i prodotti per la *skincare* hanno letteralmente fatto il botto conquistando, da soli, più di un terzo del mercato cosmetico.

L'attenzione all'igiene personale in seguito alla pandemia e l'utilizzo di molti cosmetici potrebbero essere un problema, anche se non lo sappiamo con certezza, così come non sappiamo se la scelta di non lavarsi sia vincente sul lungo periodo. Quello che sappiamo dagli studi effettuati nel corso degli anni è che un microbiota sano è un microbiota diverso, con tante specie differenti, mentre una bassa biodiversità del microbiota è spesso collegata a malattie. Sappiamo anche che il microbiota cutaneo è in grado di riprendersi abbastanza in fretta dagli stress, che siano una doccia, l'uso di una pomata antibiotica o di un gel disinfettante per le mani. Ma sappiamo anche che quello fra pelle e microbi che la abitano è un rapporto decisamente complicato.

La pelle è la nostra principale barriera e in quanto tale ci protegge anche da virus e batteri. Pensate ai disastri che capiterebbero se non ci fosse: saremmo esposti a una qualsiasi malattia ogni volta che tocchiamo la maniglia di una porta. Per proteggerci, le cellule della pelle producono delle sostanze antimicrobiche che limitano la proliferazione batterica. Dicevo che si tratta di una relazione complicata perché in questa guerra per la sopravvivenza reciproca entrano in gioco anche alcuni batteri, definiti commensali, che si schierano dalla nostra parte e aiutano la pelle a contenere i batteri potenzialmente pericolosi. Lavarsi troppo potrebbe significare rimuovere anche i batteri «amici» sottraendo alla nostra pelle alcuni fondamentali alleati.

«Non sto suggerendo a tutti di rinunciare alla *skincare* o di smettere di fare la doccia» conclude Hamblin. «Se c'è una cosa che mi ha insegnato questo lungo esperimento è proprio il valore di queste azioni. Sono abitudini profondamente personali ed è importante che le decisioni al riguardo siano prese con la massima autonomia. Ciò richiede informazioni chiare, tuttavia, ed è qui che il panorama è fortemente sbilanciato verso sistemi che non sempre funzionano a nostro favore.»

Microbiota «mon amour»

«Questa qui è la nostra ceppoteca. Abbiamo seimilacinquecento ceppi batterici diversi» mi raccontano orgogliosi alla Sacco System, una delle più grandi aziende italiane di biotecnologie. Sono andata a trovarli a Cadorago, alle porte di Como, perché volevo mettere il naso dentro al mondo dei probiotici, visto il recente interessamento del mondo dei cosmetici a questo tema.

Una ceppoteca, nella pratica, è un grande congelatore che raggiunge gli 80 °C sotto lo zero, nel quale vengono impilate tante scatole di plastica contenenti delle fialette piene di un liquido, congelato, marroncino. Niente di troppo scenografico, ma funzionale alla conservazione dei ceppi batterici che vengono, di volta in volta, scongelati per poi essere espansi e prodotti in grandi fermentatori a seconda delle esigenze del cliente.

«Le vede quelle scatole sigillate?» mi chiede la responsabile del laboratorio indicandomi delle scatole di polistirolo isolate in un angolo del congelatore. «Quelli sono i microrganismi che conserviamo per le produzioni casearie della Pasqua ebraica.» Ogni anno, aprono le scatole, estraggono le fialette, scongelano i ceppi e li espandono, il tutto alla presenza di un rabbino che certifica che il prodotto e le procedure siano conformi e mette i sigilli. Una storia curiosa che rende però bene l'idea della varietà del lavoro che può fare un'azienda come questa che ha origini antichissime e molto radicate nella produzione lattiero casearia.

«Siamo nati nel 1872 con il Caglificio Clerici di Cadorago che produceva caglio per la caseificazione» mi racconta Patrizia Origoni dell'ufficio marketing, «ci siamo poi espansi con l'acquisizione della Sacco che si occupava di fermenti lattici e, più recentemente, nel 2013, c'è stata l'acquisizione del Centro sperimentale del latte, che era di proprietà di Granarolo e produceva gli yogurt della Yomo.» Quest'ultimo passaggio, avvenuto nel 2013, ha segnato la grande trasformazione dell'azienda, che oggi produce soprattutto integratori alimentari e medicinali probiotici.

Non producono cosmetici, «non ancora» ci tengono a precisare, ma è un settore a cui guardano con estremo interesse, come tutti del resto.

Il termine «probiotico» è stato coniato nel 1965 da una coppia di veterinari per descrivere le sostanze prodotte da un microrganismo e che stimolano la crescita di un altro, cioè l'opposto degli antibiotici. La definizione si è modificata nel tempo allargandosi ai microrganismi propriamente intesi, con un riferimento particolare a quelli che contribuiscono all'equilibrio della flora intestinale, per arrivare ai giorni nostri: oggi i probiotici sono integratori alimentari contenenti microrganismi vivi che hanno un effetto benefico sulla salute umana.[75]

Per intenderci, i classici fermenti lattici che compriamo in farmacia quando siamo sotto terapia antibiotica rientrano nella categoria degli integratori alimentari probiotici.

«Si fa presto a dire fermenti lattici» mi spiegano Ines Martinez e Silvia Balzaretti del settore ricerca e sviluppo della Sacco. «Per il consumatore medio, ma spesso anche per il farmacista, esistono i fermenti, come se fossero tutti uguali. Ma non è così. Ogni ceppo o miscela di ceppi ha delle caratteristiche specifiche.»

In fondo, il lavoro dell'azienda è proprio quello di partire dalle richieste del cliente, «come per esempio quella di creare una miscela per la salute del tratto vaginale», andare a vedere nel proprio archivio quali ceppi rispondono a quelle caratteristiche e provare a unirli in un prodotto che sia funzionale allo scopo. «A volte le richieste sono più specifiche» mi spiegano le due ricercatrici. Può capitare che venga chiesto un ceppo che produce una determinata sostanza. «Stiamo lavorando proprio adesso a due richieste per batteri che producano metaboliti ad azione antinfiammatoria e neuromodulatoria» mi raccontano, «quindi abbiamo fatto partire uno screening nella nostra ceppoteca per andare a cercare questi metaboliti.» A mano a mano che si va avanti, si raccolgono dati che serviranno per aprire nuovi filoni e rispondere a nuove richieste dei clienti. «È un processo in divenire e il nostro lavoro consiste anche nel seguire gli sviluppi della letteratura scientifica e provare ad anticipare le richieste, quindi a essere proattivi.»

Quello del microbiota è uno dei grandi trend del mercato e la pandemia gli ha dato un'ulteriore spinta in avanti. Ma come, vi chiederete, la pandemia non aveva accelerato anche la mania dell'igiene a discapito dei microbi? Ebbene sì, la pandemia è riuscita a dare contemporaneamente un impulso a due correnti opposte. Perché se da un lato ha sottolineato l'importanza della pulizia personale per combattere i microbi cattivi, dall'altro, mi racconta Patrizia Origoni, «ha stimolato un forte interesse per tutto ciò che si pensa possa rinforzare le difese immunitarie», dunque anche per i microbi buoni.

Un forte interesse che, come spesso accade, ha delle conseguenze discutibili.

Racconto alle ricercatrici della Sacco della moda di fare il test del microbiota lanciata da alcuni centri benessere grazie al coinvolgimento di influencer. In pratica, spiego loro, gli ospiti vengono messi a stecchetto per una settimana, vengono sottoposti ai trattamenti più strani, pagano molto e alla fine se ne escono con un referto che descrive lo stato del microbiota intestinale e una dieta creata su misura. Al di là delle immagini che circolano sui social, che ricordano molto la dieta del professor Birkermaier del film *Fantozzi contro tutti*, chiedo alle ricercatrici se vi sia un qualche fondamento scientifico dietro a questi test.

«Molto poco» risponde Ines Martinez.

«No, per me ancora meno di poco» interviene Silvia Balzaretti scuotendo decisamente la testa. «Puoi anche fare un test e scoprire quali batteri hai, ma non è un'informazione utile nella pratica. Per fare uno studio serio sul microbiota bisogna anche andare a vedere quali geni esprimono questi batteri, perché due batteri appartenenti alla stessa specie possono essere molto diversi fra loro. Bisogna capire come interagiscono, come comunicano, bisogna studiare la rete che si instaura tra loro.» Insomma, niente che si possa fare in una spa, e anche se si potesse «non ci tiri di certo fuori una dieta».

La ricerca sul microbiota ha fatto grandi passi avanti negli ultimi anni, ma «mancano ancora molti dati» mi spiega Martinez, tanto che l'Efsa non ha autorizzato i *claim* di stampo salutistico sulle confezioni degli integratori probiotici. Magari ci si arriverà, ma serve ancora tanta ricerca. Per il momento abbiamo applicazioni in campo medico molto interessanti, per ripopolare la flora intestinale, nel trattamento dei neonati prematuri o come adiuvanti nelle terapie farmacologiche, e un uso sempre più diffuso degli integratori.

Non stupisce quindi che a un certo punto si sia iniziato a parlare anche di microbiota della pelle e di come eventualmente sfruttarlo a fini cosmetici. «Siamo sempre alla ricerca del prossimo grande *claim*» afferma un documento dell'azienda di analisi del fenomeno dei probiotici, «un ingrediente importante che possa rendere felici i nostri colleghi del marketing e, allo stesso tempo, soddisfare il bisogno dei consumatori di avere prodotti nuovi ed entusiasmanti.»

Sul mercato hanno fatto la loro comparsa prodotti che richiamano l'immaginario tipico dei prodotti probiotici, con riferimenti al rafforzamento delle difese, all'aiuto che arriva dalla natura, al trattamento che la rispetta. In un mondo relativamente statico come quello della cosmetica, quella del microbiota è stata ed è una vera e propria rivoluzione. Le aziende che producono creme e trucchi fanno molta ricerca e investono tanto per inventare nuove formule, trovare ingredienti più performanti e imballaggi che permettano, per esempio, di impattare meno sull'ambiente. Si tratta di una ricerca importante, ma che è svolta all'interno di un perimetro ben definito e normato da leggi e regolamenti condivisi a livello internazionale e che stabiliscono, per esempio, che un cosmetico debba essere sicuro anche sul piano microbiologico e debba avere esclusivamente o prevalentemente funzioni di pulizia o estetiche.

«I cosmetici nascono per eliminare i batteri» mi racconta Silvia Balzaretti, che prima di arrivare alla Sacco lavorava per un'azienda specializzata in test di tipo microbiologico sui cosmetici, con particolare riguardo agli effetti sul microbioma. In effetti, la storia del sapone, come abbiamo visto, è la storia dell'igiene e quindi dell'eliminazione dell'unto, dello sporco e di molti batteri ospiti della pelle. Quindi, continua Balzaretti, «le regole di sicurezza impongono che un cosmetico sia sterile fino all'apertura. Una condizione incompatibile con la presenza di batteri vivi». Gestire organismi vivi non è banale sia sul piano della sicurezza sia sul piano della stabilità. «Il prodotto, nel tempo, potrebbe cambiare colore, irrancidire, puzzare. Certo, si possono trovare modi per tenere separati i batteri e unirli solo nel momento dell'uso, ma sul piano regolatorio siamo ancora in un limbo confuso.»

Quindi, se da un lato il marketing vorrebbe sfruttare la moda dei probiotici, il settore regolatorio delle aziende suda freddo e si chiede come gestire la cosa nel rispetto delle regole che prevedono, per esempio, di non superare certi limiti di contaminazioni microbiche. Come si distinguono i microrganismi «buoni» da quelli «cattivi»? Come si fa a evitare che interagiscano fra loro producendo metaboliti che potrebbero arrecare un danno al consumatore? E poi, possiamo ancora considerare cosmetici quei prodotti contenenti batteri vivi, o serve una classe nuova?

Nel 2018 a Tokyo, al meeting annuale della International Cooperation on Cosmetics Regulation, è stato stilato un elenco di domande simili a queste ed è stato istituito un gruppo di lavoro congiunto con l'obiettivo di trovare le risposte. A distanza di tre anni, a inizio 2021, è stato pubblicato un primo rapporto: una trentina di pagine nelle quali non troviamo conclusioni, ma un tentativo di dare una struttura condivisa a un mondo relativamente nuovo sia per quanto riguarda le definizioni, che sono sempre il primo passo, sia per quanto riguarda la possibile regolamentazione del settore. Quello che farà il gruppo di lavoro nei prossimi anni sarà indagare la componente microbiologica e stabilire criteri comuni per distinguere la carica batterica introdotta intenzionalmente da quella legata alle contaminazioni.

Le definizioni a cui si è giunti prevedono i probiotici, cioè i prodotti che contengono microrganismi vivi di cui abbiamo appena parlato, ma anche i prebiotici e i postbiotici. I primi sono quelli che «danno da mangiare» al microbiota e sono rappresentati soprattutto da zuccheri, altri carboidrati ed estratti vegetali che dovrebbero favorire la crescita dei batteri «buoni». L'esempio più famoso di questa categoria probabilmente è l'inulina, un polimero di fruttosio che rientra in quelle che chiamiamo «fibre», che viene estratto dalla cicoria e da altri ortaggi e piace particolarmente ai batteri. I postbiotici, invece, sono ciò che viene dopo, come suggerisce il nome, cioè i «frullati» batterici, quelli che in gergo si chiamano lisati, oppure i prodotti fermentati. Sia i prebiotici che i postbiotici si usano già da decenni in cosmetica, hanno le loro funzionalità. Banalmente, come mi spiegano le ricercatrici della Sacco, «perché alcune molecole presenti nei batteri vivi che hanno azione sulla pelle possono avercela anche in un lisato», ma parliamo sempre di ipotesi, con qualche prova a supporto, ma ancora molta confusione.

È chiaro che, ancora una volta, nel mondo dei cosmetici, il mercato e la moda arrivano prima e segnano la strada. Vogliono vendere un sogno, un sogno naturale, in cui umani e microbi vanno d'accordo e si danno una mano. Ma senza basi scientifiche e protocolli sicuri questo sogno rischia di sgretolarsi.

VII

Un viaggio circolare

Il 9 agosto 2021, mentre mi avviavo alla conclusione della stesura di questo libro, l'Intergovernmental Panel on Climate Change (Ipcc) pubblicava la prima parte del sesto rapporto sul clima. Un rapporto spietato e drammatico dal quale emerge che le temperature globali del pianeta sono cresciute di circa 1,1 °C nell'ultimo secolo e mezzo. La Terra non viveva un periodo così caldo da centoventicinquemila anni e la responsabilità di questo aumento è pressoché tutta nostra, delle nostre attività e dei nostri consumi che provocano il rilascio in atmosfera di gas a effetto serra, come l'anidride carbonica, il metano, ossidi di azoto e tutte quelle sostanze definite climalteranti.

Quello che avete letto fin qui è un libro sui cosmetici, certo. Abbiamo parlato di prodotti per la cura del corpo, del nostro rapporto conflittuale con la natura che cerchiamo in certi casi e respingiamo in altri, ma spero che sia chiaro anche il mio tentativo di raccontare il rapporto che abbiamo con l'ambiente nel quale viviamo. Non c'è stata intervista, chiacchierata o visita fatta per scrivere questo libro, nel corso della quale non si sia parlato di sostenibilità ambientale, ma anche economica e sociale. Da Marco Valussi che mi ha raccontato di quanto la filiera degli oli essenziali possa essere sprecona a Simone Sampò che si inventa continuamente modi per sfruttare tutto lo sfruttabile, anche i gusci delle chiocciole, in un'ottica sì di circolarità, ma anche di guadagno, a Martha Fabbri, Silvia Bollani e Claudia Chiozzotto di Altroconsumo che mi hanno raccontato di come la loro associazione tenga conto, da più di dieci anni, degli aspetti ambientali dei prodotti di consumo, ai racconti delle invenzioni biotecnologiche per sostituire ingredienti di origine animale.

Quello che abbiamo con l'ambiente è un rapporto difficile, fatto di sfruttamento, tentativi di recupero e inganni. Roba che se fosse una relazione amorosa sarebbe arrivato il momento di prendersi una pausa di riflessione, non tanto con l'obiettivo di lasciarsi, ma per provare a ricostruire un rapporto più sano. Lo so che nelle relazioni amorose non funziona mai, sono cintura nera di pause di riflessione finite con matrimoni che non mi vedevano protagonista, ma lasciatemi sperare, almeno qui, che possa servire a qualcosa.

Per farlo, però, dobbiamo superare uno degli equivoci di fondo di questa relazione tornando alle origini.

«Di che cosa parliamo quando parliamo di cosmetici naturali?» mi chiede Filippo De Caterina all'inizio della nostra conversazione. «Parliamo di rivendicazione di ingredienti di origine naturale o di processi orientati alla sostenibilità? Perché sono due cose molto diverse.»

De Caterina occupa il posto di direttore della comunicazione Corporate, Sustainability & Public Affairs di L'Oréal Italia. La multinazionale nella quale lavora è la più grande azienda cosmetica al mondo, con un fatturato complessivo di quasi trenta miliardi di euro e una quarantina di brand acquisiti, da Garnier a Kiehl's, a Vichy. Vi confesso che ci ho messo un po' a decidermi a contattarli. Nella mia attività di divulgazione scientifica sui cosmetici ho sempre cercato di tenere i brand lontani. Ovviamente ho incontrato molte persone che lavorano nel settore, ho frequentato fiere e partecipato a convegni e so che nell'ambiente mi conoscono, mi leggono e qualcuno mi teme anche, provocandomi grandi sorrisi. Ma un brand non l'avevo mai intervistato. Se mi sono decisa a farlo è perché il racconto dell'impatto ambientale dell'industria cosmetica non può prescindere dal dialogo con chi l'industria cosmetica la rappresenta.

Filippo De Caterina mi spiega che «i leader di mercato hanno un dovere morale». Certo, «la rivendicazione della naturalità delle materie prime la facciamo tutti ed è anche una dichiarazione di carattere di marketing», che deve essere supportata da prove e che, come abbiamo visto, serve a raccontare una storia. Mentre la sostenibilità «è una cosa diversa. Paradossalmente, naturalità e sostenibilità potrebbero non coincidere. Qualcuno potrebbe usare ingredienti di origine naturale e non avere una filiera sostenibile». Per questo, per De Caterina, «la valutazione della sostenibilità attiene alla misurazione dell'Lca, del ciclo di vita della filiera» e rendersene conto «e mettere in atto politiche che rendano tutto questo processo possibile è compito delle aziende che hanno la possibilità di avere orientamenti strategici più a lungo termine, come noi».

La richiesta sempre maggiore da parte dei consumatori, delle associazioni ambientaliste e della politica di migliorare le performance ambientali e la trasparenza dei cicli di produzione sta portando a un aumento dell'interesse nei confronti di un processo che fino a qualche anno fa era materia per ingegneri ambientali con il pallino per la sostenibilità, ma che raramente entrava nei discorsi pubblici: l'analisi del ciclo di vita di un prodotto o Lca, dall'inglese Life Cycle Assessment.

«Per spiegare l'Lca bisogna essere dei novelli Piero Angela» mi ha detto tra il divertito e il preoccupato Vincenzo Rialdi di Mapic. Nella mia carriera di divulgatrice scientifica raramente ho affrontato temi «facili», mi piacciono le situazioni intricate e complesse. Nei capitoli precedenti avete avuto qualche assaggio di questa mia insana passione che spero abbia contagiato un po' anche voi. Ma, in effetti, sarà che è «roba da ingegneri», sarà che ne esistono mille versioni, sarà che alla fine è sempre tutta una questione di interpretazione, devo dar ragione a Rialdi. Spiegare l'Lca è difficile, ma quello che è difficile è anche divertente, quindi metto su l'*Aria sulla quarta corda* di Bach per trovare l'ispirazione e ci provo. Che la forza di Piero sia con me.

Lca, ovvero il ciclo di vita di un prodotto

In soldoni, le analisi del ciclo di vita servono a identificare quali fasi della filiera hanno un impatto maggiore sull'ambiente, stabilire dove effettuare miglioramenti, paragonare prodotti simili per capire quale dei due sia meno impattante, aiutare a migliorare un processo, raccontare la storia di un prodotto o supportare alcune affermazioni di tipo ambientale.

Ci si arriva con un processo molto dettagliato che analizza ogni fase, dalla produzione delle materie prime all'uso che ne facciamo noi consumatori, allo smaltimento, *from cradle to grave*, «dalla culla alla tomba» come si usa dire nel gergo specifico che magari vi capiterà di incontrare. Queste misure portano, come si può facilmente immaginare, a una riduzione dell'impatto ambientale, ma possono servire anche a ottimizzare processi, ridurre gli sprechi e, alla lunga, risparmiare, quindi guadagnare di più.

L'Lca si sviluppa in quattro fasi. La prima è la descrizione degli obiettivi e dei confini del sistema che si sta analizzando. Per esempio, se dobbiamo analizzare l'impatto del trasporto merci, il nostro obiettivo può essere quello di capire se sia più efficiente il trasporto ferroviario o quello stradale, mentre i confini del nostro sistema sono definiti da parametri come l'utilizzo di risorse rinnovabili e no, la produzione del veicolo e delle infrastrutture e lo smaltimento. Questa, mi spiega Claudia Chiozzotto, «è la fase più delicata perché bisogna stabilire fin dove arrivare con il perimetro», ma proprio per questo è anche la fase che può essere più «pilotata» sulla base delle esigenze di comunicazione che si hanno.

Da qui si passa all'analisi di inventario, una fase delicata e impegnativa che prevede di definire e quantificare i flussi in entrata e uscita dell'intero ciclo di vita del sistema. Per esempio, verificheremo che il trasporto su gomma produce molta più anidride carbonica di quello su rotaia, ma che entrambi producono molto particolato atmosferico. Questa è la fase da ingegneri vera e propria e porta alla creazione di tabelle che permettono di fare la valutazione degli impatti. Di qui si passa alla terza fase, che permette di determinare gli effetti potenziali del sistema sull'ambiente collegando i dati raccolti nell'inventario a specifiche categorie di impatto condivise a livello internazionale. Le emissioni di anidride carbonica e di metano finiranno nella categoria degli effetti sul cambiamento climatico, la produzione di particolato finirà nella categoria della tossicità per gli esseri umani. Ci saranno poi la riduzione dello strato di ozono, la degradazione del suolo, lo stress idrico, l'acidificazione e l'eutrofizzazione. A loro volta, queste categorie serviranno per l'ultima fase, quella dell'interpretazione del ciclo di vita, nella quale il risultato dello studio viene messo in relazione con l'obiettivo per poi identificare possibili interventi di miglioramento del sistema. Tornando al nostro esempio del trasporto merci, in questa fase potrebbe emergere che il trasporto su gomma ha un notevole impatto sulla salute umana e sull'ecosistema, anche se magari per alcuni aspetti specifici può essere più efficiente di quello su rotaia.

Questo approccio, che potremmo definire quantitativo, nasce negli anni Sessanta del secolo scorso dall'esigenza di avere risposte alle tante domande sull'impatto ambientale che continuiamo a farci ancora oggi.

L'importanza di misurare si manifesta nel momento in cui vogliamo sapere se quello che pensiamo sia corretto fare per ridurre il nostro impatto sull'ambiente lo è davvero. «Le nostre scelte sono spesso basate sull'istinto, sulla necessità» scrive sulla rivista «Science»[76] nel 1991 Martin B. Hocking, chimico all'Università di Victoria, in Canada, in uno studio che ha segnato la storia del dibattito su questi temi. L'analisi dettagliata dell'impatto ambientale di scelte differenti, continua Hocking, come quella «fra cibo fresco, in scatola o surgelato, o come fra un imballaggio in vetro, carta, acciaio o alluminio è spesso troppo dispendiosa da compiere». Tuttavia è inevitabile. Non c'è modo, per Hocking, di compiere scelte consapevoli sul piano ambientale senza ricorrere a queste misure. Vi dicevo che lo studio in questione ha segnato la storia del dibattito su questi temi, perché ha confrontato due materiali molto diversi fra loro, la carta e il polistirene per la produzione di bicchieri e tazze usa e getta per bevande calde da utilizzare, per esempio, nei fast food, arrivando alla conclusione che è decisamente meglio il polistirene.

Lo ha fatto sulle pagine di una rivista prestigiosa, una delle due riviste scientifiche più importanti al mondo, e lo ha fatto portando dei dati a supporto della sua conclusione, come si confà agli studi scientifici.

Per fare la carta serve il legno, spiega Hocking. Il legno è una fonte rinnovabile, ma la produzione del legno per la carta ha un impatto sull'ambiente che comprende la deforestazione e la costruzione di strade che vanno a influire, per esempio, sulla capacità di drenaggio dei terreni aumentando il rischio di eventi estremi, dall'eccessiva siccità alle inondazioni.

La produzione di polistirene parte dal petrolio e anche qui l'impatto non scherza. Si parte dall'impatto sull'ecosistema dell'esplorazione e dell'estrazione e si prosegue con gli incidenti che provocano il rilascio di sostanze chimiche pericolose nell'ambiente.

Andando nel dettaglio delle misure, per ottenere la carta è necessario sbiancare la polpa. Hocking mostra come per produrre un bicchiere del peso di 10 grammi siano necessari 33 grammi di polpa di legno e 4 grammi di combustibile. A questo bisogna aggiungere i solventi e le sostanze chimiche necessarie per lo sbiancamento che, messe tutte assieme, fanno dai 160 ai 200 chilogrammi per tonnellata, cioè circa 1,8 grammi per bicchiere.

Un bicchiere in polistirene, da questo punto di vista, vince a mani basse utilizzando un sesto del materiale impiegato per fare un bicchiere di carta, 33 chilogrammi di sostanze chimiche per tonnellata che diventano 0,05 grammi per bicchiere. Sul piano del consumo dell'energia la carta necessita di 12 volte la quantità di vapore del polistirene, 36 volte l'elettricità, il doppio dell'acqua di raffreddamento e 580 volte il volume di acqua di scarto.

La pubblicazione dello studio ha prodotto un intenso dibattito nei numeri successivi della rivista. L'approccio di Hocking è stato molto criticato perché nei suoi calcoli ha sottostimato alcune delle magagne della produzione del polistirene e ne ha sovrastimate invece altre legate alla produzione dei bicchieri di carta, a dimostrazione del fatto che anche nella scienza le posizioni personali dei ricercatori contano nell'interpretazione dei risultati o nella progettazione degli studi.

La questione interessante, almeno per quello che serve a noi che osserviamo la questione dall'esterno e che, al massimo, possiamo scegliere da consumatori un prodotto oppure l'altro, è che grazie a questo studio certamente provocatorio, sicuramente incompleto e probabilmente di parte, si è però spostato il piano della discussione pubblica su questi temi da quello delle idee a quello dei numeri. Hocking e gli scienziati che lo hanno contestato si sono scannati duramente, ma lo hanno fatto a partire da un metodo condiviso e da dati messi a disposizione della comunità.

Ma questa vicenda ci insegna anche un'altra cosa. Indipendentemente da quale sia la risposta finale, se sia meglio la carta o il polistirene, l'unica cosa di cui possiamo essere certi è che qualsiasi scelta avrà delle conseguenze. Non esiste la scelta a impatto zero, ma misurare il ciclo di vita dei prodotti permette di andare nella direzione di un «impatto meno», che è già qualcosa.

Vetro o plastica?

Nel periodo di isolamento forzato dei primi mesi della pandemia ho iniziato, come molti, a fare la spesa online. Non volendo impattare troppo sul sistema, ho scelto un servizio che mi permettesse di fare un ordine ogni dieci giorni, soprattutto di frutta, verdura e altri ingredienti di base che poi processavo durante le infinite riunioni di lavoro online. Tra i prodotti proposti c'era un latte molto buono, che mi ricordava il latte che bevevo da bambina dalla nonna, bello grasso e in una bottiglia di vetro dal sapore un po' *retrò*. Sarà per lo stile un po' contadino del servizio, sarà per le reminiscenze di gioventù, mi sono convinta che quella di mettere il latte in vetro fosse una scelta particolarmente intelligente anche sul piano della sostenibilità, tant'è che quando sono tornata a fare la spesa nel mio solito supermercato ho avuto qualche difficoltà a tornare alla plastica o al Tetra Pack. Mi sembrava di star facendo una scelta poco ecologica. Ho quindi deciso di accogliere il suggerimento di Hocking e provare ad andare oltre l'istinto cercando nella letteratura scientifica le misure sull'impatto ambientale del packaging del latte. Mi si è aperto un mondo.

Il settore agroalimentare è uno di quelli su cui si è fatta più ricerca in materia di sostenibilità ambientale. Parliamo di prodotti che consumiamo in grandi quantità, in tutto il mondo e attorno ai quali c'è una certa attenzione pubblica che porta le aziende ad agire.

Uno dei primi studi che quantificano i requisiti di risorse, i carichi di emissione e i flussi di rifiuti di diversi contenitori per bevande è stato condotto dal Midwest Research Institute per la Coca-Cola nel 1969 e seguito da diversi aggiornamenti negli anni successivi.[77] Lo studio confrontava alcuni parametri come l'uso di materie prime, il dispendio di energia, il consumo di acqua, la produzione di rifiuti e le emissioni per bottiglie di materiale diverso, dal vetro alla plastica, passando per alluminio e acciaio. Inizialmente ne era uscito vincitore il vetro, ma solo se associato a un sistema di reso dei vuoti. Io, che sono nata negli anni Settanta e sono cresciuta in un piccolo bar di provincia, ricordo benissimo le casse di Coca-Cola da 33 cl che ci venivano portate ritirando i resi. Era la normalità, poi, a mano a mano, si è passati prima al vetro usa e getta e poi alla plastica.

Gli studi dell'epoca erano molto diversi da quelli condotti oggi. Come spesso accade alle discipline nuove, si procedeva in maniera un po' disorganizzata, senza un vero e proprio quadro teorico comune e senza condivisione di metodi e approcci. La scienza si costruisce facendola.

È stato solo a partire dagli anni Novanta che si è iniziato a lavorare a una standardizzazione del processo con un fiorire di congressi internazionali sul tema e la pubblicazione di manuali e riviste dedicate. Questo movimento ha portato alla formulazione nel 1994 delle norme Iso della serie 14040 che regolano tuttora le misure di Lca e che stabiliscono, però, chiaramente che «non esiste un unico metodo per condurre uno studio di Lca», d'altronde è anche difficile dare un metodo unico che vada bene per un rossetto o per il cemento armato, per un'automobile o per il latte.

Di lì in avanti, le misure di Lca sono state sempre più presenti nelle decisioni politiche o quantomeno nelle linee di indirizzo delle politiche internazionali. Nel 2002 è nata la Life Cycle Initiative, promossa dal Programma per l'ambiente delle Nazioni Unite (Unep) e dalla Società per la chimica e la tossicologia ambientale (Setac), che ha l'obiettivo di trasferire quello che viene chiamato *life cycle thinking*, cioè il pensiero del ciclo di vita, pensando già da subito all'impatto che le diverse fasi avranno e cercando di minimizzarle a priori.

«Abbiamo tentato fin da subito di aiutare le aziende a fare "ecodesign" del prodotto proponendo linee guida ai produttori in termini di durabilità e riparabilità» mi racconta Silvia Bollani di Altroconsumo. «Con un po' di ritardo alcune cose si stanno iniziando a muovere» anche se ci sono situazioni ancora paradossali, interviene Claudia Chiozzotto. «Progettare in maniera intelligente significa, per esempio, anche ridurre lo spreco di prodotto.» Mi fanno l'esempio dei dentifrici, che peccano sia nella comunicazione, «perché nelle pubblicità fanno sempre vedere l'onda sullo spazzolino quando in realtà la quantità più adeguata sarebbe un pisello», sia nella progettazione: «Hai presente quei dentifrici che hanno strisce di colore diverso? Per farle uscire contemporaneamente, le aziende inserivano un tubicino all'interno della confezione che tratteneva molto prodotto». Lo stesso è successo per i detersivi per lavastoviglie in due fasi o per i cosmetici con erogatore a spruzzo. «In questi casi, noi scriviamo alle aziende e proponiamo soluzioni diverse che spesso vengono accettate» mi spiegano le due esperte di Altroconsumo.

Da allora sono state introdotte diverse modifiche e implementazioni al modello. Tra gli anni Settanta e Novanta, la diffusione pressoché incontrollata di contenitori e imballaggi di plastica ha costretto i governi a prendere provvedimenti.

La plastica è stata una grande invenzione, ma è diventata anche un grande problema, a partire dalla produzione con l'utilizzo di fonti fossili non rinnovabili e processi che hanno riversato nell'atmosfera quantità spropositate di gas serra, per arrivare allo smaltimento. I materiali plastici possono impiegare migliaia di anni per decomporsi e se liberati nell'ambiente, nel suolo o in acqua, possono disgregarsi e disperdere frammenti molto piccoli – le famose microplastiche – che possono essere assorbite da piante e animali e finire nella nostra catena alimentare.

Stando a un rapporto del Wwf del 2019, ogni anno in Italia vengono gettate in mare cinquantatremila tonnellate di plastica. Di queste, il 65% galleggia trasportato dalle correnti per almeno un anno, il 24% viene riportato a riva e l'11% si deposita sul fondale.

Per questi motivi, le prime azioni politiche per cercare di contenere il fenomeno si sono indirizzate al riciclo, cercando di incentivarlo il più possibile. Ma sono emersi due problemi. Il primo è che l'efficienza del processo è inversamente proporzionale alla distanza tra il punto di raccolta e il punto di riciclaggio. Più aumenta la distanza meno il processo è efficiente. Anzi, superata una certa distanza, il peso ambientale del processo di riciclaggio diventa superiore a quello della produzione di plastica da zero. Il secondo problema è che non ricicliamo abbastanza: intorno al 10% della plastica prodotta negli Stati Uniti[78] e soltanto il 30% della plastica raccolta in Italia, come leggiamo in un articolo di Eugenio Cau sul «Post». «Un altro 40% viene bruciato in termovalorizzatori o inceneritori, e il resto finisce in discarica.»

Il motivo di performance così scarse è da ricercarsi prevalentemente nel metodo di riciclo più diffuso, il riciclo meccanico, che «è complicato, oneroso e non funziona bene per tutti i tipi di materiale».[79]

«La termovalorizzazione è un problema» mi spiegano in Altroconsumo, «meno male che c'è, ma prima di termovalorizzare bisognerebbe sforzarsi di trovare una seconda vita alla plastica.» Certo, ci sono situazioni complicate, nelle quali è difficile smontare un oggetto nelle sue parti e differenziarlo correttamente, ma la direzione che dovrebbe prendere il mercato – come mi conferma De Caterina di L'Oréal – dovrebbe essere quella dell'uso di plastica al 100% riciclata. Loro lo fanno già su alcune linee e, confermano in Altroconsumo, «i produttori sono molto propensi a fare ricerca e sviluppo in questo senso».

La seconda via che si prova a mettere in atto per contenere l'impatto della plastica è la sostituzione con materiali biodegradabili. Il più famoso fra questi è l'acido polilattico o Pla.

Le plastiche biodegradabili sono state introdotte sul mercato negli anni Ottanta del secolo scorso per ridurre l'impatto ambientale della produzione, dell'utilizzo e dello smaltimento delle plastiche tradizionali, come il classico Pet delle bottiglie che tutti abbiamo incontrato nelle nostre vite. Sono stati sviluppati vari tipi di bioplastiche e plastiche biodegradabili, come il Mater-bi ottenuto dall'amido di mais e l'acido polilattico (Pla), appunto, per fermentazione batterica. In uno studio del 2010 condotto da un gruppo di ricerca dell'Università La Sapienza di Roma sono state comparate le misure di Lca di bottiglie d'acqua in Pla e Pet.[80] Ne è emerso che il vantaggio dell'uso del Pla c'è solo per quanto riguarda l'utilizzo di fonti rinnovabili, ma è un vantaggio che paghiamo in termini di impatto ambientale sul piano dell'uso di suolo, a causa di pesticidi, e del consumo di acqua. Anche in questo caso gli entusiasmi iniziali sono stati molto ridimensionati perché l'impatto della produzione di questi polimeri spesso e volentieri supera quello della produzione della plastica a causa della quantità di energia necessaria. In più, la stabilità di stoccaggio è molto labile, visto che possono essere facilmente degradati dai microrganismi.[81]

Per trovare una risposta alla mia domanda sulla bottiglia del latte, bisogna arrivare fino al marzo 2021 grazie a uno studio pubblicato sull'«International Journal of Life Cycle Assessment» da un gruppo di ricerca dell'Università di Parma, nel quale sono state confrontate le misure di

Lca di quattro contenitori per il latte: in vetro a perdere, in vetro a rendere, in Pet e in Pet riciclato.[82]

Se parliamo di liquidi, l'imballaggio è uno degli elementi più impattanti sul piano ambientale, se non quello con effetti maggiori. Dagli studi effettuati nel corso degli anni su bevande, salse e altri liquidi confezionati, sappiamo che ci sono alcuni elementi che possono influire sulle misure di Lca come, per esempio, il volume, e per un motivo facilmente intuibile: una bottiglia da due litri impatta meno di quattro bottiglie da mezzo litro in termini di risorse e di quantità complessiva di imballaggio. Il peso è un altro elemento molto importante, perché un oggetto pesante richiede più energia per essere trasportato di un oggetto leggero. In questo senso, il vetro perde contro tutti i materiali concorrenti che pesano molto meno. Perde nei confronti della plastica anche se parliamo di smaltimento, sia in discarica sia nel riciclo.

Potremmo obiettare che le bottiglie di vetro si possono riutilizzare. Ed è vero, ma anche qui bisogna fare i conti, perché le fasi di lavaggio, sterilizzazione e asciugatura consumano energia che deve essere misurata. Chi ha fatto i conti ha scoperto che riutilizzare una bottiglia di vetro una volta sola riduce l'impatto dell'imballaggio del 40%, ma già a partire dalla seconda il vantaggio diminuisce di molto fino a fermarsi all'ottavo riutilizzo. L'impatto di una bottiglia di vetro riutilizzata tre volte è paragonabile a quello di una latta di alluminio o di una bottiglia in Pet.

«I risultati ottenuti» scrivono i ricercatori che hanno fatto le misure specifiche per i contenitori del latte «concordano con quelli rilevati dall'analisi della letteratura: la fase più impattante del ciclo di vita della bottiglia è la produzione dell'imballaggio primario, indipendentemente dal suo materiale.» Inoltre, dal confronto fra le quattro opzioni diverse di imballaggio, «è evidente che le bottiglie di vetro hanno il maggior impatto sull'ambiente, a causa dei processi di produzione e del trasporto». I ricercatori spiegano che «per creare una bottiglia di vetro viene utilizzata molta energia per raggiungere le alte temperature necessarie. Inoltre, le plastiche possono essere soffiate direttamente in azienda, mentre le bottiglie di vetro devono già essere trasportate nella loro forma definitiva, che occupa molto spazio riducendo il numero di bottiglie trasportabili per viaggio». Filippo De Caterina mi racconta che «soffiare i flaconi di plastica nello stabilimento di Settimo Torinese ha permesso a L'Oréal di risparmiare mille camion all'anno con riduzione di cento tonnellate di anidride carbonica».

Infine, concludono i ricercatori, «il peso della bottiglia di vetro è molto elevato e i camion consumano di più per trasportarlo, emettendo più sostanze inquinanti». Per tutti questi motivi la bottiglia di vetro a perdere, quella del mio latte, «è la scelta più impattante fra le quattro in termini di riscaldamento globale, esaurimento dell'ozono stratosferico, acidificazione terrestre, scarsità di risorse fossili e consumo di acqua». Insomma, un disastro. La gara della Lca del contenitore del latte, la vince la bottiglia in Pet riciclato, seguita dal Pet e solo al terzo posto dal vetro a rendere.

Ho scelto questo esempio fra tanti per mostrarvi come sia facile cadere nel tranello dell'istinto che ci porta a percepire come sostenibili cose che, alla fine, facendo i conti, non lo sono per niente. Ma, attenzione, non bisogna nemmeno fare l'errore di pensare che allora la plastica è sempre meglio o che non ci possano essere alternative. Gli stessi ricercatori che hanno effettuato lo studio suggeriscono ai produttori di pensare a bottiglie in vetro più sottile, di cambiare i tappi, di immaginare un sistema che consenta di incrementare il numero di riutilizzi senza aumentare troppo il dispendio di energia. Quello che mi interessa che passi è il discorso sulla necessità di misurare e fare valutazioni caso per caso senza dare nulla per scontato. È difficile? Certo. È dispendioso? Molto. Ma è necessario, se vogliamo evitare di cadere nella scelta di facciata in cui si annida il *greenwashing*.

Dalla teoria alla pratica

«La sostenibilità non è piantare un albero» mi dice, parafrasando Gaber, Sonia Ziveri, responsabile della sostenibilità per Davines, l'azienda italiana di prodotti per capelli che investe moltissimo nel concetto di sostenibilità. A partire dalla sede, il Village, a Parma, un complesso di undicimila metri quadrati su una superficie di settantasettemila con un giardino scientifico, una serra, zero plastica ed energia da fonti rinnovabili. Ziveri mi racconta che «una scelta sostenibile, come piantare un albero, può avere radici di profonda insostenibilità e solo avendo una visione completa si può capire se facciamo la scelta giusta». Questa visione completa non può che arrivare dalle misurazioni. «Ci siamo resi conto che anche quando si pensa di fare bene non è detto che lo si faccia davvero» continua Ziveri, e mi fa l'esempio del lavoro che è servito per poter ottenere la certificazione B-Corp che viene rilasciata in seguito alla compilazione di un questionario molto dettagliato di analisi delle performance ambientali e sociali. «Prima della certificazione facevamo tante attività ma non erano misurate. Erano belle ma con un impatto relativo» spiega Ziveri, «quindi ci siamo dotati di sistemi di misurazione, definizione di obiettivi e facciamo un Lca su ogni prodotto che ci permette di individuare le condizioni migliori, packaging compreso.» Uno dei risultati è stato «rendersi conto che eliminare la plastica da tutti gli imballaggi avrebbe aumentato tantissimo l'impatto di anidride carbonica».

Gli studi di Lca nascono per supportare le aziende nel processo decisionale e ottimizzare i processi, come abbiamo visto, ma permettono anche di indicare la necessità di collaborazione tra aziende diverse. Un esempio peculiare in questo senso deriva dalla scoperta, grazie alle misure del ciclo di vita, che per ridurre l'impatto del lavaggio degli indumenti sull'ambiente, l'azione più significativa è l'abbassamento delle temperature dell'acqua.[83]

Il passaggio dalla scoperta alla pratica diventa, però, possibile solo se i produttori di detersivi lavorano alle formule dei loro prodotti per immettere sul mercato detersivi in grado di lavare efficacemente a freddo. I produttori di lavatrici devono poi modificare le impostazioni delle macchine dando più opzioni a basse temperature e noi consumatori dobbiamo essere informati e educati per cambiare le nostre abitudini e non lavare più le lenzuola a 60 gradi. Quindi, come vedete, uno studio di Lca può dare un'indicazione, può suggerire una direzione da prendere, ma deve essere chiaro che per molte questioni è necessaria la collaborazione fra realtà differenti, consumatori compresi.

«Tutto giusto, ma non possiamo pretendere che il consumatore risolva un'equazione differenziale per comprare la crema idratante» incalza Martha Fabbri di Altroconsumo. «Sono cose mostruosamente complesse, difficilmente sintetizzabili in un messaggio univoco, è una strada lunga» e «finché non ci saranno degli standard anche per l'Lca, questi dati è importante che ci siano, ma lasciano il tempo che trovano come strumento utile al consumatore.»

Un esempio concreto di questi tentativi di trasformare i discorsi complessi sull'Lca in messaggi comprensibili arriva da un «sistema di etichettatura collegato a un sito o a una app che consente di capire il tipo di impatto dei prodotti» mi racconta De Caterina. L'Oréal ha scelto di partire con la sperimentazione dal marchio Garnier, prima in Francia e adesso anche qui da noi, con l'idea di estenderlo a tutti i brand del Gruppo. Garnier, negli anni, ha assunto un posizionamento sempre più verde. È stato tra i primi grandi produttori a introdurre una linea di henné e altre tinture vegetali e ha da poco lanciato una linea di shampoo solidi, influenzando in entrambi i casi il mercato e segnando una strada che molti altri marchi della grande distribuzione stanno seguendo. Non stupisce quindi che siano partiti proprio da Garnier anche per la sperimentazione di questa etichettatura molto incentrata sulle questioni ambientali.

Cinque lettere, dalla A alla E, che indicano la quantità di anidride carbonica emessa e di acqua utilizzata. Un sistema che ricorda molto lo schema di classificazione energetica degli elettrodomestici. Con un problema, però. In quel caso si tratta di un sistema condiviso e regolamentato a livello europeo. In questo si tratta di una valutazione autonoma, basata su un sistema interno che non può essere confrontato con quelli della concorrenza. Quindi permette di sapere che sul piano dell'impatto, lo shampoo solido di Garnier è meglio dello shampoo liquido sempre di Garnier, ma non ci dà informazioni sul rapporto con lo shampoo con il sistema di ricarica in bottiglia di alluminio lanciato da Pantene. Una delle sfide più grandi che ci troviamo ad affrontare è proprio quella di trovare il modo di condividere queste informazioni con i consumatori in una maniera che sia semplice, immediata e omogenea, ma che non semplifichi troppo un sistema che semplice non è. Ma anche in questo senso, le cose si muovono velocemente. Il 20 settembre 2021 è stato lanciato un consorzio internazionale tra grandi aziende del settore – Henkel, Lvmh, L'Oréal, Natura&Co e Unilever – con l'obiettivo di condividere un sistema di valutazione di impatto dei prodotti che preveda un metodo comune per misurare gli impatti ambientali lungo tutto il ciclo di vita dei prodotti, un database condiviso degli impatti ambientali degli ingredienti standard e delle materie prime utilizzate nelle formule e negli imballaggi, uno strumento che permetta a ogni brand di calcolare l'impatto ambientale dei singoli prodotti, utilizzabile anche da non addetti ai lavori, e un sistema di punteggio armonizzato che consenta al consumatore di confrontare facilmente i prodotti.[84]

«Io che ti ho detto che non può ricadere tutto l'onere sul consumatore» interviene Martha Fabbri «ti dico anche che noi consumatori un po' di responsabilità ce la dobbiamo prendere.» La situazione ambientale è talmente seria che «dovremo imparare che la differenza fra un detersivo concentrato e uno classico è solo acqua che possiamo aggiungere noi a casa, evitando il trasporto; dovremo metterci lì e leggere le istruzioni per diluirlo correttamente e magari modificare le nostri abitudini di lavaggio». Cose semplici di cui possiamo farci carico se veniamo alleggeriti dalla mole di informazioni inarrivabili, come la corretta interpretazione di un Lca. Magari con una app? A patto che non faccia *cherry-picking* con le fonti come Yuka e che rispecchi gli standard internazionali condivisi di calcolo sull'impatto ambientale.

Questo passaggio è particolarmente importante, perché quando si parla di sostenibilità dei prodotti, tutta l'attenzione è focalizzata, appunto, sul prodotto. Dedichiamo molte energie a discutere sulle caratteristiche di uno shampoo solido rispetto allo shampoo liquido, ma ci interroghiamo su quali siano i nostri comportamenti e su come impattino sull'ambiente? Probabilmente sempre di più anche se non ancora abbastanza. Dobbiamo farlo maggiormente, ma dobbiamo anche imparare a pretendere che si faccia sempre di più sia a livello aziendale sia a livello politico.

Il triangolo sì

«Un modo immediato per andare nella direzione giusta» mi spiega Martha Fabbri «è fare scelte politiche che costringano i produttori a far pagare significativamente di più la scelta più impattante», mentre adesso, aggiungo io, la situazione è spesso opposta, con un'idea diffusa che un prodotto per essere sostenibile debba costare di più. Fabbri mi descrive il sistema come un triangolo con un vertice rappresentato dai consumatori che spingono insistentemente sull'industria, un vertice rappresentato dalle aziende che hanno recepito il messaggio e «corrono come treni per soddisfare le aspettative», mentre il vertice delle istituzioni è in ritardo e rallenta tutto il sistema. «Le istituzioni mancano di cultura, non capiscono cosa sta succedendo e mancano anche di quell'autorevolezza necessaria per prendere decisioni importanti» spiega Fabbri. «Per fortuna esiste l'Europa, che si sta muovendo con lentezza pachidermica, ma qualche risultato, come la direttiva sulla plastica monouso o quelle sulla riparabilità dei prodotti e dell'economia circolare, sta arrivando.»

A livello nazionale e locale ci sono esempi virtuosi, ma sono da cercare con il lanternino. «Il consumatore dovrebbe pretendere molto di più, ma non siamo abituati a farlo. Se non con le aziende.»

Nel rapporto di sostenibilità del 2019 della Personal Care Products Council (Pcpc), l'associazione di categoria delle aziende cosmetiche americane, la più grande al mondo, leggiamo che «più di due terzi dei membri del Pcpc gestiscono attivamente l'uso di energia e le emissioni di carbonio delle loro operazioni. Molte aziende [...] si sono impegnate a ridurre le emissioni di gas serra – in linea con gli obiettivi dell'accordo di Parigi – per limitare il riscaldamento globale ben al di sotto dei 2 °C rispetto ai livelli preindustriali e perseguire gli sforzi per limitare il riscaldamento a 1,5 °C. Le aziende attualmente impegnate in questo approccio includono Chanel, Colgate-Palmolive, Firmenich, Givaudan, Henkel, International Flavors & Fragrances (Iff), Kao, Kering, L'Oréal, P&G, The Estée Lauder Companies e Unilever». Inoltre, «aziende come Unilever e Henkel si sono impegnate a essere *carbon positive*, mentre altre, come Estée Lauder e Burt's Bees, mirano a essere *carbon neutral*» oltre a impegni diffusi per aumentare la quota di rinnovabili, ridurre i rifiuti, promuovere la biodiversità eccetera.

Tutte cose che Filippo De Caterina mi mostra, dati alla mano, nel corso della nostra chiacchierata nella quale vengo a sapere che il gruppo L'Oréal si impegna, da qui al 2030, a mettere in campo una serie di azioni oggettivamente impressionanti, come l'azzeramento del consumo di acqua industriale, con processi che mi ricordano quelli adottati dalla stazione spaziale. Tanto che sorrido quando mi porta come uno dei tanti esempi di investimento in sostenibilità a livello globale la presenza di conigli selvatici nel prato dello stabilimento di Settimo Torinese. Sorrido e mi viene da dirgli che non ce n'è bisogno, ho visto i dati, ho studiato il bilancio di sostenibilità, ma capisco quanto sia difficile raccontare queste cose e farle arrivare al destinatario. E capisco che a volte possa servire un coniglio, anche senza cappello, per trasmettere un certo messaggio, ma siamo sicuri che sia questa la via?

Per chiudere il cerchio, torniamo alle prime pagine di questo libro: come facciamo a capire quando un'azienda si sta impegnando davvero per ridurre l'impatto delle sue produzioni sull'ambiente e quando, invece, si sta rifacendo il trucco di verde? Qual è il confine tra serietà e *greewashing*?

Chiozzotto, Bollani e Fabbri mi rispondono in coro che «non è per niente facile», anche se ci sono degli indizi. Certo, avendo le competenze e la voglia si possono andare a vedere i bilanci confrontandoli anno per anno per verificare se le promesse degli anni passati sono state mantenute, come ho fatto io per L'Oréal o Davines. Ma, a meno che non si voglia scrivere un libro sul tema, non è un'attività che mi sentirei di consigliare.

Mi viene in aiuto Fabbri dicendomi che «è il prodotto stesso che deve veicolare il messaggio» e facendomi l'esempio di Patagonia, l'azienda di abbigliamento sportivo considerata leader a livello mondiale dell'approccio sostenibile nel suo settore. Questa azienda, «in tempi non sospetti usava materie prime riciclate e aggiustava i pile facendoci capire che quel prodotto che ci avevano venduto con la promessa che sarebbe durato vent'anni ce lo fanno davvero durare così tanto». Il punto di Fabbri che condivido appieno è che servono azioni concrete e visibili, non solo nella produzione, ma anche nella comunicazione. «Etichette chiare, sistemi che ci aiutino a scegliere e che ci facilitino la vita», ma anche ricerca per migliorare le performance ambientali dei prodotti, investimenti nei materiali e nella distribuzione e, perché no, «cambiando anche la disposizione dei prodotti sullo scaffale del supermercato per privilegiare quelli più sostenibili e penalizzarne altri che lo sono meno». Tutto il resto è un di più, ma quello che conta davvero è il prodotto. «Se non si percepisce che qualcosa sta cambiando tangibilmente» chiosa Fabbri «allora probabilmente non sta cambiando.» Insomma, va bene piantare alberi ma prima di tutto cerca di rendere i tuoi prodotti meno impattanti.

Per concludere

Arrivati in fondo a questo lungo viaggio, che era partito con il racconto delle risposte inadeguate alle richieste legittime di avere maggiori garanzie di sicurezza e attenzione all'ambiente, è giunto il momento di parlare di noi. Questo libro voleva essere la fotografia di una transizione. Un po' mossa, probabilmente, e non posata. Ma spero che vi abbia permesso di cogliere il perimetro all'interno del quale ci muoviamo e alcuni elementi che permettono di descriverlo.

Nelle pagine precedenti abbiamo capito che dobbiamo difenderci dalle sirene del marketing della paura e da quelle verdi del *greenwashing*, ci siamo scontrati con la nostra passione per le storie e forse ci siamo resi conto che ce ne raccontano tante. Ma abbiamo anche capito che a un certo punto dobbiamo scegliere, prenderci una responsabilità e accettare quell'incertezza che ci mette tanto a disagio e che cerchiamo di combattere con l'ordine estremo di una routine coreana. Dobbiamo farlo con gli strumenti che abbiamo a disposizione, e che spero di avervi trasmesso, e sulla base di dati che si fanno via via sempre più consistenti. Non possiamo avere la certezza che la decisione che prendiamo oggi sia quella giusta sempre, ma possiamo impegnarci affinché sia quella più ragionata e dobbiamo essere pronti a cambiarla se dovessero cambiare le condizioni. Ricordiamoci che il fine ultimo è migliorare davvero l'ambiente in cui viviamo, non tanto gratificarci con l'idea che pensiamo di migliorare l'ambiente appuntandoci una medaglia; quindi se da innamorata del vetro mi hanno dimostrato che farei meglio a usare il Pet, che Pet sia, sarò sempre pronta poi a cambiare se e quando le condizioni muteranno. Abbiamo, però, anche capito che non possiamo fare tutto da soli. Dobbiamo farci sentire dalle aziende e dalle istituzioni per chiedere più correttezza nella comunicazione e un impegno maggiore nella sostenibilità.

Il momento storico che stiamo vivendo non è dei migliori, ma, come mi hanno detto tutte le persone che ho intervistato per la realizzazione di questo libro, «i consumatori stanno cambiando, sono più esigenti, vogliono saperne di più» e spero che le pagine che avete letto abbiano soddisfatto, almeno in parte, la vostra curiosità e vi abbiano spinto a cercare i semi di sostenibilità nella giungla della comunicazione aziendale.

Io posso dirvi che scrivere questo libro mi ha costretta a rivedere molte delle mie posizioni. Nel corso delle tante chiacchierate fatte durante la lavorazione mi sono resa conto di avere molti pregiudizi che, a differenza di quello che pensavo, non erano del tutto giusti. Ho cambiato idea, mi sono messa in discussione e non vi nego di aver avuto qualche difficoltà a districare la matassa.

Ancora adesso, mentre scrivo queste ultime righe, mi chiedo se sono riuscita a tracciare un quadro il più possibile aderente alla realtà. Ma, forse, quello che mi è rimasto di tutte queste riflessioni sulla natura e sul rapporto che abbiamo con lei sono proprio gli errori, le ibridazioni, gli sbandamenti, le contingenze che obbligano alla selezione e a un'evoluzione costante con qualche rivoluzione qua e là a darci uno scossone, e a ricordarci che quello che sembrava vero anche solo qualche anno fa ora potrebbe non esserlo più. E per una specie come la nostra che non si è fermata un attimo negli ultimi diecimila anni, è questo, non la perfezione, non la fissità, a essere quanto di più naturale possa esserci.

Note

I. *«Clean beauty»: oltre il marketing c'è di più?*

[1] Sherriff, L., *This App Deciphers Food Labels So You Can See Just How Healthy They Are To Eat*, in «Forbes», ottobre 2019.

[2] *Yuka condamné pour dénigrement*, in «Legalis», 10 marzo 2020.

[3] Scientific Committee on Consumer Safety, *Opinion on Propylparaben (PP)*, 30-31 marzo 2021.

[4] *Comment Yuka contribue à changer les choses?*, si veda yuka.io/impact/

[5] *How is Yuka helping to make a difference?*, si veda yuka.io/en/social-impact/

[6] Benesch, C., *Chevron Does: Do's and Don'ts*, in «Los Angeles Times», 14 febbraio 1988.

[7] Watson, B., *The troubling evolution of corporate greenwashing*, in «The Guardian», 20 agosto 2016.

[8] *Una mano di greenwash*, si veda blog.terminologiaetc.it/2013/01/30/significato-green-washing

[9] Torelli, R., Balluchi, F., Lazzini, A., *Greenwashing and environmental communication: Effects on stakeholders' perceptions*, in «Business Strategy and the Environment», 14 agosto 2019.

[10] *"Greenwashing": lo screening dei siti web rileva che la metà delle affermazioni ecologiche è priva di fondamento*, Comunicato stampa della Commissione europea, 28 gennaio 2021. Si veda ec.europa.eu/commission/presscorner/detail/it/IP_21_269

[11] Grant, J., *Green Marketing - Il Manifesto*, edizione italiana a cura di Carù A., Brioschi, Milano 2009.

[12] ElBoghdady, D., *'Clean' beauty has taken over the cosmetics industry, but that's about all anyone agrees on*, in «The Washington Post», 11 marzo 2020.

[13] https://goop.com/beauty/personal-care/clean-beauty-and-why-its-important/

[14] Courtney, B.R., Brod, B., *Natural Does Not Mean Safe - The Dirt on Clean Beauty Products*, in «Journal of the American Medical Association», 2019, 155(12), 1344-1345.

[15] Burke, I., *The Nature of Beauty - Organic Skincare, Botanical Beauty Rituals and Clean Cosmetics*, Ebury Press, London 2016.

[16] https://www.federsalus.it/il-mercato-degli-integratori-driver-e-dinamiche-di-acquisto-in-tempo-di-covid/

[17] Stables, P., *Coming Clean: A Beauty Revolution*, in «Allure», 16 febbraio 2021.

[18] Piva, A., *Cosmetici "naturali": il verde rassicura, ma spesso è solo marketing*, 17 dicembre 2020, si veda www.altroconsumo.it/salute/cura-della-persona/news/cosmetici-naturali

II. *Contro natura*

[19] https://upload.wikimedia.org/wikipedia/commons/1/1c/WithinTheCurveOfAWomansArm.jpg

[20] Varagur, K., *The skincare con - Skin has withstood millions of years of evolution. How could we be getting it so wrong now?*, 30 gennaio 2018, si veda https://theoutline.com/post/3151/the-skincare-con-glossier-drunk-elephant-biologique-recherche-p50

[21] Stillians, A.W., *The Control of Localized Hyperhidrosis*, in «Journal of the American Medical Association», 1916; 67(27), pp. 2015-2016.

[22] De Taillac, V., Touhami, R., *An Atlas of Natural Beauty: Botanical Ingredients for Retaining and Enhancing Beauty*, Simon & Schuster, 2018.

[23] *Antibufala Classic: allarme per i deodoranti cancerogeni!* si veda in attivissimo.blogspot.com/2009/09/antibufala-classic-deodoranti.html

[24] Mirick, D., Davis, S., Thomas, D.B., *Antiperspirant use and the risk of breast cancer*, in «Journal of the National Cancer Institute», ottobre 2002, 94(20), pp. 1578-1580.

[25] Namer, M., Luporsi, E., Gligorov, J., et al., *The use of deodorants/antiperspirants does not constitute a risk factor for breast cancer*, in «Bulletin du Cancer», settembre 2008, 95(9), pp. 871-880.

[26] *Idem.*

[27] Flarend, R., Bin, T., Elmore, D., et al, *A preliminary study of the dermal absorption of aluminium from antiperspirants using aluminium-26*, in «Food and Chemical Toxicology», febbraio 2002, 39(2), pp. 163-168.

[28] Pineau, A., Guillard, O., Fauconneau, B., et al., *In vitro study of percutaneous absorption of aluminum from antiperspirants through human skin in the Franz™ diffusion cell*, in«Journal of Inorganic Biochemistry», maggio 2012, 110, pp. 21-26.

[29] ec.europa.eu/health/scientific_committees/consumer_safety/docs/sccs_o_153.pdf

[30] https://eur-lex.europa.eu/legal-content/IT/TXT/?uri=CELEX%3A32017R1413&fbclid=IwAR0bV-XriNUv4bpAVySVFI3IGjbuP3SIdkvzCcjHDZqordZ3gQdUMhgDLJ4#ntr3-L_2017203IT.01000101-E0003

[31] ec.europa.eu/health/ph_risk/committees/sccp/documents/out222_en.pdf?fbclid=IwAR1OtoKtlmILP8ZTRBDHZjHYVeqITZ1vhHh1JbzTqfYuHZWFoFIohCic-Eo

[32] ec.europa.eu/health/scientific_committees/consumer_safety/docs/

sccs_o_103.pdf?fbclid=IwAR1rIvgvch3i4KYRtH77q5CE6AqHat4rrOhkh-SD9X9XOeCs0PPKYwGLZy4A

33 ec.europa.eu/health/scientific_committees/consumer_safety/docs/sccs_o_163.pdf?fbclid=IwAR2LiXKkdBG7jxTU_86fb47MZvJcaaQfgktAmnaJ8qjFYotOIkUAVITs_I4

III. *Tra fascino e consapevolezza*

34 Johnstone Murray, A., *Hypertrichosis and Increased Pigmentation of Eyelashes and Adjacent Hair in the Region of the Ipsilateral Eyelids of Patients Treated with Unilateral Topical Latanoprost*, in «American Journal of Ophthalmology», 1 ottobre 1997, 124(4), pp. 544-547.

35 Wolf, J., *U.S. seizes discontinued eyelash product*, in «Healthcare & Pharma», 17 novembre 2007.

36 Reuters Staff, *FDA approves Allergan's drug for longer eyelashes*, in «Healthcare & Pharma», 26 dicembre 2008.

37 Fernández-López de Pablo, J., Badal, E., Ferrer García, C., et al., *Land Snails as a Diet Diversification Proxy during the Early Upper Palaeolithic in Europe*, in «Plos One», 20 agosto 2014.

38 Knibbs, K., *The Secrets of Snail Skin Care*, in «The Ringer», 7 marzo 2018.

39 Landman, B., *Does Slimy Snail Cream Do Anything for Your Face?*, in «The Cut», 16 luglio 2015.

40 Guillen Fabi, S., Cohen, J.L., Peterson, J.D., et al., *The Effects of Filtrate of the Secretion of the Cryptomphalus aspersa on Photoaged Skin*, in «Journal of Drugs in Dermatology», aprile 2013, 12(4), pp. 453-457.

41 colinsbeautypages.co.uk/snail-slime/

42 Marini Higgs, M., *How Your Snail Mask Gets Its Slime Is a Big Secret*, in «Racked», 18 aprile 2018.

43 peta2.com/news/snail-slime-beauty-products/

44 Popa, O., Babeanu, N., Popa, I., et al., *Methods for Obtaining and Determination of Squalene from Natural Sources*, in «BioMed Research International», 28 gennaio 2015.

45 Sze, J.H., Brownlie, J.C., Love, C.A., *Biotechnological production of hyaluronic acid: a mini review*, in «3 Biotech», 15 febbraio 2016, 6(1).

IV. *Naturale non è sempre sinonimo di benefico*

46 Per la trascrizione dell'audizione in Senato si veda: http://www.senato.it/service/PDF/PDFServer/DF/361655.pdf

47 La formula chimica per il biossido di titanio, formato da un atomo di titanio e due atomi di ossigeno, *Nda*.

48 Regolamento (Ue) n. 257/2010 della Commissione del 25 marzo 2010 che istituisce un programma relativo a una nuova valutazione degli additivi alimentari autorizzati conformemente al Regolamento (CE) n. 1333/2008 del Parlamento europeo e del Consiglio relativo agli additivi alimentari. https://eur-lex.europa.eu/legal-content/IT/TXT/HTML/?uri=CELEX:32010R0257&from=EN

49 Maselli, T., *L'Unione Europea verso il divieto dell'olio essenziale di lavan-*

da: sarà classificato come tossico?, in «greenme», 2 agosto 2021. Si veda: www.greenme.it/integratori/divieto-olio-essenziale-lavanda/

[50] *Un Green Deal europeo*. Si veda ec.europa.eu/info/strategy/priorities-2019-2024/european-green-deal_it

[51] eur-lex.europa.eu/resource.html?uri=cellar:f815479a-0f01-11eb-bc07-01aa75ed71a1.0006.02/DOC_1&format=PDF

[52] Comunicazione della Commissione al Parlamento europeo, al Consiglio, al Comitato economico e sociale europeo e al Comitato delle regioni, Commissione europea, Bruxelles 14 ottobre 2020.

[53] *Interferenti endocrini: presentazione di criteri scientifici per identificarli - settori interessati: pesticidi e biocidi*. Si veda: ec.europa.eu/commission/presscorner/detail/it/IP_16_2152

[54] Henley, D.V., Lipson, N., et al., *Prepubertal Gynecomastia Linked to Lavender and Tea Tree Oils*, in «New England Journal of Medicine», 1 febbraio 2007, 356, pp. 479-485.

[55] Carson, C.F., Tisserand, R., Larkman, T., *Lack of evidence that essential oils affect puberty*, in «Reproductive Toxicology», aprile 2014, 44, pp. 50-51.

[56] Ramsey, J.T., Shropshire, B.C., *Essential Oils and Health*, in «The Yale Journal of Biology and Medicine», giugno 2020, 93(2), pp. 291-305.

[57] Scientific Committee on Consumer Products SCCP, *Opinion on Tea Tree Oil*, 16 dicembre 2008.

[58] Cressey, D., *A legacy of scepticism*, in «Nature», 30 maggio 2011.

[59] Cooke, B., Ernst, E., *Aromatherapy: a systematic review*, in «British Journal of General Practice», giugno 2000, 50(455), pp. 493-496.

[60] Vickers, A., *Why aromatherapy works (even if it doesn't) and why we need less research*, in «British Journal of General Practice», 50(455), pp. 444-445.

[61] Soo Lee, M., Choi, J., et al., *Aromatherapy for health care: an overview of systematic reviews*, in «Maturitas», marzo 2012, 71(3), pp. 257-260.

[62] Ayr Lee, Kristenbella, Harnett, J.E., et al., *Essential oil exposures in Australia: analysis of cases reported to the NSW Poisons Information Centre*, in «The Medical Journal of Australia», 10 novembre 2019.

V. *I tatuaggi*

[63] Renzoni, A., Pirrera, A., Novello, F., et. al., *The tattooed population in Italy: a national survey on demography, characteristics and perception of health risks*, in «Annali dell'Istituto superiore di sanità», 2018, 54(2), pp. 126-136.

[64] www.fda.gov/consumers/consumer-updates/think-you-ink-are-tattoos-safe

[65] Kluger, N., Koljonen, V., *Tattoos, inks, and cancer*, in «The Lancet Oncology», aprile 2012, 13(4), pp. 161-168.

[66] Risoluzione ResAP (2003)2 sui tatuaggi e il trucco permanente (adottata dal Comitato dei ministri il 19 giugno 2003 in occasione della 844ª riunione dei delegati dei ministri). Risoluzione ResAP(2008)1 sui requisiti e criteri per la valutazione della sicurezza dei tatuaggi e del trucco permanente (Decisione che sostituisce la precedente ResAP (2003)2 1 sui tatuaggi e il trucco permanente) (adottata dal Comitato dei ministri il 20 febbraio 2008 in occasione della 1018ª riunione dei delegati dei ministri).

[67] Circolare del 5 febbraio 1998 n. 2. 9156 e del 16 luglio 1998 n. 2. 8633.
[68] *Safety Gate: il sistema di allarme rapido dell'Ue per i prodotti non alimentari pericolosi*, si veda: ec.europa.eu/safety-gate/#/screen/home
[69] echa.europa.eu/documents/10162/17233/echa_annex_xv_restriction_proposals_en.pdf/ed07424a-328d -88e0-b7c6-412251426582
[70] https://www.echa.europa.eu/it/web/guest/hot-topics/tattoo-inks
[71] safethepigments.com/en
[72] https://www.epicentro.iss.it/tatuaggi/normativa

VI. *Batteri: buoni o cattivi?*

[73] Prigge, M., *The Story Behind This Bar of Palmolive Soap*, 25 gennaio 2018, si veda www.milwaukeemag.com/story-behind-this-bar-of-palmolive-soap/
[74] www.cosmeticaitalia.it/centro-studi/Un-anno-di-pandemia/
[75] Salminen, S., Ouwehand, A., Benno, Y., *Probiotics: how should they be defined?*, in «Trends In Food Science & Technology», marzo 1999, 10(3), pp. 107-110.

VII. *Un viaggio circolare*

[76] Hocking, M.B., *Paper Versus Polystyrene: A Complex Choice*, in «Science», 1 febbraio 1991, 251(4993), pp. 504-505.
[77] https://books.google.it/books?hl=en&lr=&id=v-81YPCZceIC&oi=fnd&pg=PA1&ots=FyIRQigWdI&sig=sCulp4QzoJ04qtEE0aWUXuds6SQ&redir_esc=y#v=onepage&q&f=false
[78] Marsh, K., Bugusu B., *Food Packaging - Roles, Materials, and Environmental Issues*, in «Journal of Food Science», marzo 2007, 72(3), pp. 39-55.
[79] Cau, E., *Riciclare la plastica ha davvero senso?*, in «il Post», 19 settembre 2020.
[80] Gironi, F., Piemonte, V., *Life cycle assessment of polylactic acid and polyethylene terephthalate bottles for drinking water*, in «Environmental Progress & Sustainable Energy», settembre 2010.
[81] Papong, S., Malakul, P., et al., *Comparative assessment of the environmental profile of Pla and Pet drinking water bottles from a life cycle perspective*, in «Journal of Cleaner Production», febbraio 2014, 65, pp. 539-550. Vink, E. T.H., Rábago K.R., et al., *Applications of life cycle assessment to NatureWorks™ polylactide (Pla) production*, in «Polymer Degradation and Stability», 2003, 80(3), pp. 403-419.
[82] Stefanini, R., Borghesi, G., et al., *Plastic or glass: a new environmental assessment with a marine litter indicator for the comparison of pasteurized milk bottles*, in «International Journal of Life Cycle Assessment», 2021, 26, pp. 767-784.
[83] Mattila, T., Lehtoranta S., et al., *Methodological aspects of applying life cycle assessment to industrial symbioses, in «Journal of Industrial Ecology*, febbraio 2012, 16(1), pp. 51-60.
[84] www.cosmeticsdesign-europe.com/Article/2021/09/20/Henkel-L-Oreal-LVMH-Natura-Co-Unilever-forming-consortium-for-cosmetics-environmental-impact-system

Mondadori Libri S.p.A.

Questo volume è stato stampato
presso ELCOGRAF S.p.A.
Stabilimento - Cles (TN)

Stampato in Italia - Printed in Italy